KB174850

# 약리학

**Introduction to pharmacology**

# 산책

니키 이치로 지음
장재희 번역

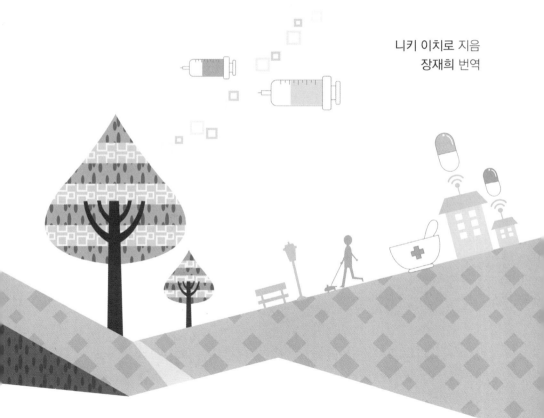

군자출판사

# 약리학 산책

첫째판 1쇄 인쇄 | 2014년 7월  4일
첫째판 1쇄 발행 | 2014년 7월 11일

지 은 이　　　仁木一郎
발 행 인　　　장주연
출 판 기 획　　이승희
편집디자인　　한시대
표지디자인　　김민경
일 러 스 트　　장주회
발 행 처　　　군자출판사
　　　　　　　등록 제 4-139호(1991. 6. 24)
　　　　　　　본사 (110-717) 서울특별시 종로구 창경궁로 117(인의동, 교원공제빌딩 6층)
　　　　　　　전화 (02) 762-9194/5　　　　팩스 (02) 764-0209
　　　　　　　홈페이지 www.koonja.co.kr

ⓒ 2010 by Medical Sciences International, Ltd., Tokyo
All Rights Reserved
ⓒ 2014년, 약리학 산책 / 군자출판사
본서는 저자와의 계약에 의해 군자출판사에서 발행합니다.
본서의 내용 일부 혹은 전부를 무단으로 복제하는 것은 법으로 금지되어 있습니다.
www.koonja.co.kr

Episodes and Anecdotes in Drug Discoveries
- Introduction to pharmacology -
by Ichiro Niki

* 파본은 교환하여 드립니다.
* 검인은 저자와의 합의 하에 생략합니다.

ISBN 978-89-6278-895-2

정가　20,000원

# 약리학 산책

니키 이치로 지음
장재희 번역

군자출판사

# 서문

　이 책은 23가지 약물이 발견되, 그 기전이 해명되기까지의 과정을 조사한 책이다.

　이런 책을 쓸 마음이 든 배경에는, 지금의 약리학 교과서가 지식을 망라(網羅)하는 것에 집중한 나머지 농담(濃淡)이 없는 두꺼운 책이 되어있던가(백과사전화), 자기가 취급하는 영역만을 부자연스레 상세히 수록하려 하던가(침소봉대화) 하는 둘 중 하나의 극단으로 치우침에 대한 불만이 있었다. 적어도 고등학생이나 의학생이었던 시절의 저자가 약에 대해서 가장 흥분했던 것은 그 약이 태어난 과정이었고, 왜 그런 약을 「만들려 했던」 것인가, 또는 왜 그런 약이 「나오게 된」 것인가 라는 부분이었다.

　이제 세상에 약은 넘쳐나는데 대부분 그 용법과 위험성만 선전되고 있을 뿐, 현재 사용되는 약들이 등장하기까지 얼마나 큰 노력과 행운이 필요했던가는 아무도 가르쳐 주지 않는다. 그래서 학생들마저 그런 에피소드에 눈을 돌리는 일 없이, 실용적 측면과 자격시험 출제경향에만 흥미를 두고 있어, 저자는 적지않이 위기감을 느꼈다.

　인슐린을 발견한 밴팅(Sir, Frederick Grant Banting)은 '의학잡지나 교과서의 가치는 거기에 담긴 정보가 아니라, 그것이 고무하는 아이디어에 있다. 지식 그 자체는 가치가 없다' 라고 쓰고 있다. 본문 중에도 다루고 있지만, 개의 췌장을 적출하면 당뇨병이 발병된다는 1889년의 오스카 민코프스키(Oskar Minkowski)의 보고로부터 1921년 밴팅의 인슐린 발견에 이르기까지, 췌장에 존재하리라 추정되던 수수께끼의 당뇨병 치료약물을 추출하는 작업은 30여년에 걸쳐 여러 학자들을 좌절케 만든 난제(難題)였다. 그 미지의 물질이 췌장 외분비선에 있는 소화효소에 의해 분해된다는 것은 당시 연구자들의 상식이었지만, 그것을 해결할 방법이 없었다. 밴팅의 눈에 띈 바론(Moses Barron)의 논문에는 이렇게 적혀 있었다. '췌석이 췌관을 막으면, 외분비선 위축이 일어난다. 같은 변화는 췌관을 실험적으로 결찰해도 일어난다' 그래서 밴팅은 췌관결찰을 통해 췌관위축을 일으킴으로써 멋들어지게 인슐린을 추출했다. 그러나 췌관을 묶는 것 자체는 어쨌거나 큰 요인이 아님이 나중에 알려졌다. 성공의 요인으로는 모든 조작을 저온의 산성 알코올에서 시행했던 덕이 컸다. 설령 그러했어도, 바론의 논문을 읽은 밴팅이 그것을 하늘의 계시로 믿고 실험실로 향한 것이야 말로 인슐린 발견의 최대요인으로 기록되어야 할 것이다.

저자도 서적의 가치에 관한 밴팅의 말에 고무되었다. 그래서 약이 발견된 내막을 전문가가 아니더라도 읽을 수 있도록 쓰기로 결정했다. 물론 지면(紙面)의 제한도 있고, 저자의 공부가 부족한 면도 있을 것이다. 더구나 이런 발견 이야기에는 드라마를 부각하기 위한 과장이 더해지기 쉽다. 여러 문헌의 기재가 꼭 일치하는 것도 아니었다. 그러나 이에 대해서는 '지식 그 자체는 의미가 없다' 는 밴팅의 말을 적당히 인용하고 싶다.

2010년 5월

仁木一郎

# 목차

# 목차

# 도전이 승패를 가른다

# Chapter 01

# 곰팡이가 동맥경화를 막는다

*스타틴*

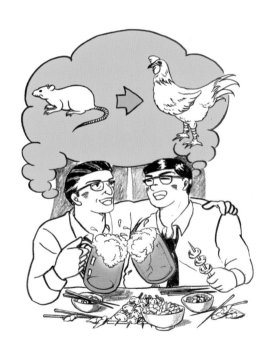

곰팡이가 만드는 약은 항생물질만이 아니다. 동맥경화에도 효과가 있는 것은 아닐까. 하지만 어째서인지 이 대담한 가설은 동물실험에서 좋은 결과를 내지 못했다. 그것은 실험에 쥐(rat)를 썼기 때문이었다.

콜레스테롤은 세포막을 구성하며, 담즙산이나 스테로이드 호르몬의 원료도 되는 중요한 지질(脂質)이다. 하지만 혈관벽에 지나치게 쌓이면 동맥경화의 원인이 되고, 심근경색이나 뇌혈관장해를 일으킨다(그림 1). 약 30년 전까지는 혈액 중의 콜레스테롤을 떨어뜨리기 위한 방법이라고 해봤자 식사지도나 미약한 약밖에 없었다. 이런 상황을 일변시킨 것이 당시 산쿄(三共)주식회사의 엔도 아키라(遠藤 章, 東京農工大 교수를 거쳐, 현재 Biopharm연구소장, 그림 2)에 의해 발견된 콤팩틴(compactin)이다. 콤팩틴을 뿌리로 개발된 일련의 지질저하제를 스타틴(statin)이라 부르고 있으며, 동맥경화를 억제하는 약으로 전세계에서 매일 3,000만 명이 복용하고 있다.

### • 콜레스테롤을 곰팡이연구의 타겟으로

아키타 농가 출신의 엔도는 어려서부터 곰팡이·버섯같은 진균류와 친할 기회가 많았다. 토호쿠대학(東北大學) 농학부를 졸업하고 산쿄(三共)에 입사, 미생물을 이용한 약품개발에 종사하였다. 그 후 유학처인 뉴욕 앨버트-아인슈타인 대학에서 콜레스테롤이 동맥경화의 원흉으로 지목되는 것을 접하고, 귀국 후에 지질대사

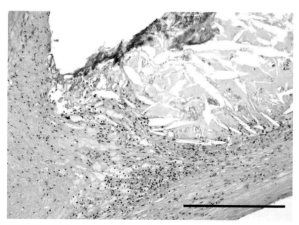

그림 1 | **동맥의 콜레스테롤 침착(atheromatous change)**
오른쪽에 다수 보이는 선상으로 희게 빈 부분이 침착된 콜레스테롤. 이것으로 인해 동맥경화가 일어난다. 축적자는 500 μm를 나타낸다(사진제공 : 아이치(愛知)의과대학 橫井豊治).

에 작용하는 약을 개발하는 것을 목표로 삼게 되었다.

1960년대 중반 유학에서 막 돌아온 엔도는 하나의 가설을 세웠다. 곰팡이가 페니실린으로 세균의 세포벽 합성을 막아 항균작용을 나타내는 것과 마찬가지로, 지질합성에도 영향을 끼쳐 외적(外敵)으로부터 스스로를 지킨다는 대담한 아이디어였다. 그리고 친숙한 진균류로부터 콜레스테롤 합성을 방해하는 약을 찾는 연구를 시작했다.

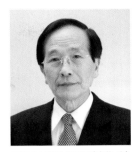

그림 2 | 엔도 아키라(遠藤 章) 스타틴계 약물의 원점이라 할 수 있는 물질 콤팩틴을 발견했다(사진제공 : 주식회사 Biopharm 연구소).

「미생물이 만드는 약」이라 하면 항생물질만 생각하던 시대였다. 경쟁의 신참이었던 엔도는 격한 경쟁을 피하기 위해 주류에서 다소 벗어난 테마에서 신약개발에 나섰던 것이라고 한다. 당시 서구와 일본 사이의 압도적인 연구수준 격차를 고려하면, 참신하고 독특한 아이디어로 모험을 한다는 작전은 현재 이상으로 필요했을 것이다.

유학에서 돌아와 산쿄의 발효연구소에서 연구를 시작한 엔도는 2년 남짓의 탐색에서 6,000주(株)의 미생물을 시험한 끝에 교토의 곡물상에서 채취한 페니실리움 시트리눔(*Penicillium citrinum*)이라는 푸른 곰팡이에서 「ML-236(ML-236A, -B, -C의 3종)」을 발견했다(그림 3). 엔도와 그의 연구진이 이 ML-236 화합물 작용의 해석을 한참 서두르던 당시, 완전히 동일한 물질을 쫓고 있던 그룹이 해외에도 있었다. 실은 엔도의 연구팀이 찾아냈던 물질 중 하나인 ML-236B는 영국의 비첨사(Beecham社)가 페니실리움 브레비콤팍툼(*Penicillium brevicompactum*)이라는 다른 종류의 푸른 곰팡이에서 한발 앞서 추출해낸 콤팩틴이라는 물질과 동일한 것이었다.

일반적으로 이 물질의 특허권은 먼저 콤팩틴을 발견한 비첨사에 있어야 한다. 그러나 엔도에게는 다행스럽게도, 비첨사는 이 물질을 감염증 치료를 위한 항생물질로밖에 취급하지 않았으며, 게다가 항균작용이 약했기 때문에 특허를 신청하지 않았던 것이다. 다시 말하자면, 콜레스테롤 합성억제제로 응용할 수 있는 가능성을 보지 못한 비첨사는 대어(大漁)를 놓친 셈이었다. 「파격적인 아이디어」에 도박을

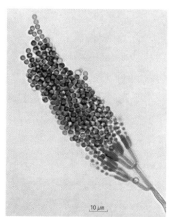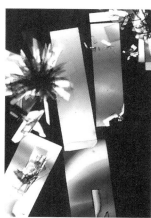

그림 3 | **푸른 곰팡이의 일종인 페니실리움 시트리눔(Penicillium citrinum, 왼쪽)에서 추출한 콤팩틴(com-pactin, ML-236B의 결정)** (사진제공 : 주식회사 Biopharm연구소)

한 엔도의 전략이 적중했던 것이다.

### · 효과가 있어야 할 콤팩틴이 동물실험에서는……

쥐(rat)의 간(肝)추출물에서는 콤팩틴이 콜레스테롤합성의 속도조절효소(여러 개의 단계로 이루어진 일련의 반응에서 가장 반응속도가 느린 효소: 반응전체의 속도를 결정하기 때문에 이렇게 부른다)인 HMG-CoA 환원효소(reductase)를 강하게 억제했다. 하지만 놀랍게도 콤팩틴을 쥐에게 먹여도 혈중 콜레스테롤 수치는 전혀 떨어지지 않았다. 콤팩틴 개발은 여기서 암초를 만나게 된다. 그러나 엔도의 팀은 포기하지 않았다. 콜레스테롤 억제제의 하나인 콜레스티라민(cholestyramine)이 쥐에서는 효과가 없다는 사실이 힌트가 되었다. 실험에 쓸 동물을 바꾸기로 했다.

콤팩틴을 구한 것은 퇴근길 술집에서의 대화였다. 사내의 다른 부서에서 닭을 사용해 연구하던 연구원과 우연히 만난 엔도는 상대 팀의 늙은 닭을 콤팩틴 연구에 사용하자고 제안하고, 그들은 즉시 의기투합하게 된다. 콜레스테롤을 듬뿍 함유한 계란을 만드는 닭 쪽이 콤팩틴 작용을 관찰하기 더 쉬울 것이라는 생각이었다.

결과는 엔도가 생각했던 그대로였다. 콤팩틴을 투여한 닭에서는 콜레스테롤 수치가 드라마틱하게 감소되었으며, 같은 결과는 개와 원숭이에서도 확인할 수 있었다.

쥐실험이 실패로 끝난 이유는 이러했다. 쥐의 HMG-CoA 환원효소는 콤팩틴에 의해 억제되지만 그 효과는 일시적일 뿐, 오히려 강력한 효소 유도가 일어나 콤팩틴의 효과는 불과 몇 시간 지속되지 않았던 것이었다. 이렇게 해서 콤팩틴 연구는 명맥을 유지할 수 있었다.

콤팩틴은 그 후 오사카(大阪)대학에서 가족성 고콜레스테롤혈증 환자에게 투여되어 사람에서도 콜레스테롤을 낮추는 작용이 확인되었다. 그러나 어느 시기인가 돌연 개발이 중지되어버렸다. 개를 이용한 실험에서의 장기독성이 원인으로 추정되지만 상세한 이유는 공표되지 않았다. 그러나 뒤이어 콤팩틴에 메칠기가 붙은 lovastatin(엔도 팀은 홍국균(紅麴菌, *Monascus ruber*)에서 monakolin-K, 이와는 독립적으로 머크(Merck)사는 아스페르길루스 테레우스(*Aspergillus terreus*)로부터 메비놀린(mevinolin)으로서 거의 동시에 발견), 또 머크사의 simvastatin, 산쿄의 pravastatin이 나오면서 고지혈증 치료제로서 스타틴계 약물의 유효성은 확고해졌다.

#### 스타틴이 콜레스테롤대사 연구를 개화(開花)하다.

스타틴에 의해 혈중 콜레스테롤이 낮아지는 이유는 엔도가 당초 예측했던 것과는 다소 달랐다. 단순히 속도조절효소인 HMG-CoA reductase를 억제하여 합성을 낮추는 것 때문이 아니었다.

엔도의 실험결과를 토대로 콜레스테롤 감소작용의 정밀한 분자적인 기전을 밝힌 조지프 골드스타인(Joseph L. Goldstein)과 마이클 브라운(Michael S. Brown)은 그 공로로 1985년 노벨 생리의학상의 영광을 안았다. 그들은 스타틴의 작용이 세포내 콜레스테롤 합성을 중단시킴으로써 간세포가 콜레스테롤을 더욱 더 많이 섭취하게 하는 것임을 밝혀냈다(그림 4).

아쉽게도 콤팩틴 그 자체는 약이 되지 않았다. 그러나 이후 급속히 전개된 지질강하제 개발의 효시가 되었을 뿐 아니라, 지질대사 연구에 큰 힌트를 제시하였다. 그 공로로 2008년 엔도는 노벨상의 등용문이라고도 불리는 라스커(Lasker) 임상의학상을 수상한다.

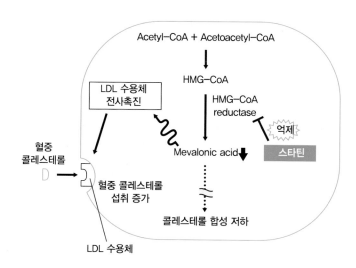

그림 4 | 스타틴계의 콜레스테롤 저하작용
스타틴계 약물은 간세포내에서 콜레스테롤 합성의 속도조절효소인 HMG-CoA reductase를 억제한다. 세포내 콜레스테롤이 감소하면, 간세포는 세포표면의 LDL 수용체를 과발현시켜 최대한 많은 콜레스테롤을 받아들이려 하기 때문에 혈중 콜레스테롤이 감소하게 된다.

참고문헌

· 遠藤 章: 사상최대의 신약 '스타틴'의 발견과 개발, 혈전지혈지, 19, 306～310 (2008)
· 遠藤 章, 代田浩之: 동맥경화의 페니실린 '스타틴'의 발견과 개발-엔도 아키라 선생에게 듣는다, 心藏, 37, 681-698 (2005)
· Endo A., et al: ML-236A, ML-236B, and ML-236C, new inhibitors of cholesterogenesis produced by Penicillium citrinum, J. Antibiot. (Tokyo), 29, 1346-1348 (1976)-Brown M.S. & Goldstein J.L.: A tribute to Akira Endo, discoverer of a 'Penicillin' for cholesterol, Atherosclerosis, 5, Suppl., 13-16 (2004)

엔도는 어린 시절 페니실린을 발견한 알렉산더 플레밍의 전기를 읽고 강한 영향을 받았다고 한다.

역주
포춘 매거진에 실린 스타틴 이야기가 재미있다.
"The $10 billion pill", Fortune magazine, January 20, 2003.
http://archive.fortune.com/magazines/fortune/fortune_archive/2003/01/20/335643/index.htm

**Column 1**

# 에를리히와 수용체

제약사(製藥史)에 큰 공헌을 한 역사상 인물을 한 명만 들라고 한다면, 서슴없이 파울 에를리히(Paul Ehrlich, 아래 사진)의 이름을 들고 싶다.

에를리히가 의학에 뜻을 세운 19세기 후반의 독일은 세균학이 번성하던 시대였다. 에를리히는 세균을 염색하는 중에 약물개발에 눈을 떴다고 한다. 그는 다음과 같이 생각했다. '어떤 미생물을 특정의 색소로 염색하는 것이 가능한 것은 사용된 색소가 그 미생물에는 쉽게 섭취되지만 다른 미생물에는 섭취되지 않기 때문이다. 만약 색소에 모종의 작용이 있다면, 그 작용은 섭취한 미생물에만 나타나고 다른 미생물에는 작용이 없는 것은 아닐까' 라고. 그렇다면 색소의 화학구조를 바꾸어 미생물을 공격할 수 있는 분자를 만들면 감염증의 치료약이 되지 않겠는가.

에를리히는 고안한 구조식을 종이에 써서 화학자에게 합성을 의뢰했다. 이 방법은 주로 감염증 치료에 시험되어 색소요법이라 불렸으나, 이후 약효와 색 사이에는 관계가 없음을 알게 되었다. 설파제라는 감염증치료약은 이런 시행착오 끝에 탄생한 것이다. 또한 이 계열의 약을 바탕으로 술포닐요소제(당뇨치료제, sufonylurea)나 클로르프로마진(정신질환치료제, chlor-

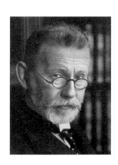

promazine) 등이 만들어졌다. 에를리히는 약물개발 연구의 선구자였을 뿐만 아니라, 약리학상의 중대한 발견자이기도 하다. 「결합기」라는 개념을 제창했다. 결합기란 세포 표면에 특정의 물질을 붙잡을 수 있는 구조란 의미로, 뒤에 「수용체」 개념으로 발전했다. 에를리히는 1908년 노벨 생리의학상을 수상했다.

# *Chapter* 02

# 개업의의 무모한 도전

*인슐린*

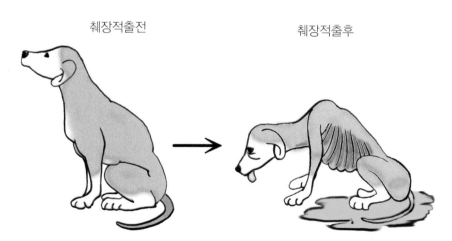

췌장적출전        췌장적출후

**개**의 췌장을 제거하면 당뇨병이 발생한다. 췌장에는 당뇨병을 막는 물질이 있을 터. 그러나 소화효소에 의해 분해되기 때문에 추출할 수 없었다. 캐나다의 젊은 개업의 밴팅과 의학생 베스트 는 이 난제에 도전하게 된다.

과거 당뇨병은 죽음에 이르는 병이었다. 특히 어린이들에 많은 1형 당뇨병은 발병도 급격하고 진행도 빠르다. 속수무책으로 말라 죽어가는 어린이들의 모습은 실로 비참하다고 밖에 표현할 수 없었다. 한 동물실험의 결과로부터 췌장에 당뇨병을 치료하는 물질이 있다는 사실이 알려지게 되었다. 그러나 그 추출은 예상외의 난항으로 30년에 걸쳐 세계 과학자들의 도전을 좌절시키고 있었다. 이 난제를 불과 9주간의 실험으로 해결한 것은 일개 개업의와 그를 도왔던 한 명의 의학생이었다.

### 적출을 통해 알게된 췌장의 숨겨진 역할

이야기는 19세기 후반까지 거슬러 올라간다. 1889년 독일의 외과의 오스카 민코프스키(Oskar Minkowski, 그림 1)는 개를 이용해 당시 불가능하다고 여겨졌던 췌장적출이라는 난수술에 도전한다. 소화기관으로서 췌장의 작용을 연구하던 병리학자 요제프 폰 메링(Joseph von Mering)의 연구를 돕기 위해서였다. 폰 메링과 민코프스키는 췌장적출견을 만들어 췌장이 지방질소화에서 수행하는 역할을 검토하려 했다.

수술에 뛰어난 솜씨를 가진 민코프스키는 즉시 개의 췌장을 적출해서 실험실에 두었다. 수일 후 실험실에 돌아온 민코프스키는 깡마른 개가 음식을 덥썩덥썩 먹고, 물을 벌컥벌컥 마시고 있는 모습을 보았다. 이런 양상은 당뇨병 환자와 꼭 닮은 것이었다. 그래서 소변의 당을 측정해 봤더니 생각대로 높았다.

즉 민코프스키는 예상치도 않게 당뇨병의 모델 동물을 만들어버린 것이다. 췌장을 적출해버리면 당뇨가 된다. 그렇다면 췌장에는 무언가 당뇨를 막는 물질이 있음에 틀림없다. 민코프스키의 실험결과를 접한 세계의 연구자들도 그렇게 생각했다. 그 물질의 소재(所在)는 병리학자가 힌트를 주었다. 췌장에는 랑게르한스섬(췌도)이라는 호르몬 분비를 위한 공(球) 모양의 세포집단(그림 2)이 백만 개 정도 산재해 있다. 당뇨병 환자의 췌장

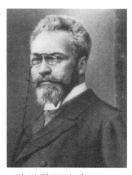

그림 1 | **민코프스키**
췌장을 적출한 개를 관찰하여 췌장과 당뇨병의 관계를 처음으로 규명했다.

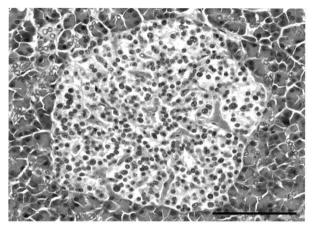

**그림 2 | 랑게르한스섬(Islet of Langerhans)**
췌장에는 1 mm의 몇 분의 1 크기의 랑게르한스섬이 존재한다. 이 작은 공 모양의 세포 덩어리에는 인슐린을 분비하는 B세포, 글루카곤을 내는 A세포 등 다양한 내분비세포가 수천개 모여있다. 축적자는 100 μm를 나타낸다(사진제공: 아이치의과대학 橫井豊治).

을 현미경으로 관찰하면 췌도 부분에만 변성이 있다는 보고 역시 당뇨병을 막는 물질이 췌도에 존재한다는 것을 시사하고 있었다.

과학자들은 여러 방법으로 췌장에서 꿈의 당뇨병약을 추출하기 위해 시도하였다. 그러나 모두 실패했다. 이유는 쉽게 짐작할 수 있었다. 췌도는 전부 합쳐도 췌장 전체의 몇 퍼센트(%)에 지나지 않는다. 나머지 대부분은 소화효소를 분비하는 외분비선으로, 췌도에 있으리라 추정되는 당뇨병 치료제마저도 추출과정에서 분해되어 버리기 때문이었다.

### • 1921년 여름, 토론토의 기적

이 난제에—전혀 문외한이면서도—착수한 사람이 프레더릭 밴팅(Frederick G. Banting)이다. 캐나다 온타리오의 소도시에서 개업하고 있던 그는 췌장에서 당뇨병약을 추출하기로 마음 먹었다. 가까운 대학에서는 설비가 부족하여 토론토 대학의 생리학교수 존 맥클라우드(John J. Macleod)의 연구소를 방문하였다. 그러나 맥클라우드는 귓등으로도 듣지 않았던 것 같다. 단단히 기합이 든 밴팅이었지만, 맥클라우드에게는 경험도 소양도 부족해 보였던 것이리라.

세계의 석학들조차 추출에 성공하지 못한 당뇨병치료약을 일개 개업의인 밴팅이 해내리라고는 상상도 못했음이 틀림없다.

그러나 끈질기게 얘기를 걸어오는 밴팅에게 두 손을 들게 되고, 맥클라우드는 여름 휴가 동안의 빈 실험실을 빌려주게 된다. 이것이 뒷날 '토론토의 기적'이라 불리게 된 인슐린 발견의 시초이다. 교수가 없는 여름 동안, 밴팅과 실험조수로 있던 의학생 찰스 베스트(Charles H. Best)의 2인조는 불과 9주 만에 당뇨병치료약이 되는 물질 아일레틴(후에 인슐린으로 개칭)을 손에 넣게 된 것이다.

밴팅의 아이디어는 다음과 같았다. 앞서 언급했듯이, 인슐린이 추출 중에 분해되는 것은 췌장의 소화효소 때문이다. 그렇다면 외분비선을 위축시켜서 소화효소가 작용하지 못하게 하면 되지 않을까. 밴팅은 그 아이디어를 미국의 병리의사 모지스 배런(Moses Barron)의 논문에서 얻었다. 그 논문의 내용은 '췌장에 생긴 결석이 췌관을 막으면, 소화액을 만드는 외분비선이 위축된다. 또한 실험적으로 췌관을 결찰해도 같은 위축을 재현할 수 있다는 것이었다.

밴팅의 생각은 이러했다. 췌장을 적출하기에 앞서, 췌관(그림 3)을 묶어서 소화액을 만드는 췌장 외분비선을 위축시키자(후에 췌관을 묶는 조작은 필요하지 않음이 알려졌다). 그리고 소화효소가 작용하지 못하도록 저온의 산-에탄올(acid-ethanol)

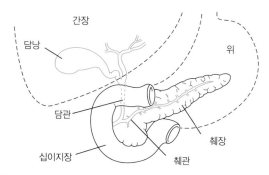

그림 3 | **췌장의 구조**
췌장에서 만들어진 소화액을 십이지장으로 보내는 췌관이 주행한다. 밴팅과 베스트는 이 관을 묶어서 췌관의 외분비조직을 위축시켰다.

에서 일련의 추출작업을 행하면 소화효소에 의한 분해를 최소한으로 막을 수 있지 않을까.

밤낮으로 이어진 밴팅과 베스트의 노력은 결국 인슐린의 발견으로 이어졌다(그림 4). 인슐린 주사의 덕택에 혈당이 정상화된 당뇨병개의 양 옆에서 만족스럽게 서있는 밴팅과 마주선 베스트(그림 5). 두 사람의 웃는 모습은 당뇨병 연구와 임상에 종사하는 모든 사람들에게 결코 잊혀지지 않는 장면일 것이다.

인슐린의 아미노산 배열은 동물종(種)에 따라 조금씩 다르다. 초기에는 인슐린을 소나 돼지의 췌장에서 적출하였다. 그 중에서도 돼지 인슐린은 인슐린을 구성하는 51개의 아미노산 중 사람 인슐린과 비교해 1개 밖에 차이가 없어서(소 인슐린은 사람의 것과는 3개 차

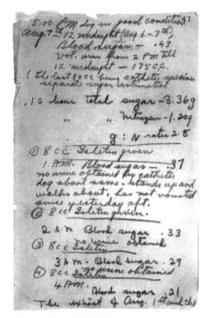

그림 4 | **베스트의 실험메모**
췌장적출견에 인슐린을 투여한 후 1시간마다 혈당을 측정하고 있다. 시각의 기재에서 보듯이 측정은 철야로 지속되었다.

이), 항원성이 낮기 때문에 주사용 인슐린으로 널리 사용되어 왔다. 그러나 1986년 이후에는 유전자재조합 기술에 의해 사람 인슐린과 동일한 아미노산 배열의 인슐린이 만들 수 있게 되었다.

또 인슐린의 일차구조를 바꾸거나 화학적 처리를 함으로써 작용발현 시간을 조작한 제제가 개발되었으며, 나아가 흡입가능한 인슐린 제제가 고안되는 등 인슐린 치료는 진화를 계속하고 있다.

### 혈당이 내려가는 기전

인슐린이 혈당을 떨어뜨리는 기전은 대략 다음과 같다.

인슐린은 간장, 골격근 및 지방세포에 작용해 혈당을 떨어뜨린다. 그 중 간장에

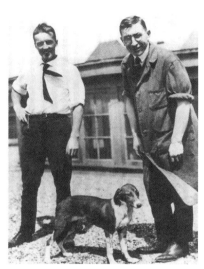

그림 5 | **밴팅과 베스트**
1921년 캐나다 토론토에서 췌장적출견을 췌장에서
추출한 인슐린으로 치료하는 데 성공했다. 이 때 밴
팅은 29세의 청년의사, 베스트는 약관 22세의 학
생이었다.

서는 당신생(gluconeogenesis)이나 글리코겐 분해(glycogenolysis) 관련 효소를 억제하는 한편, 글리코겐 합성(glycogen synthesis) 관련 효소는 활성화하는 등 복수의 효소 활성을 조절한다. 즉, 간에서 당 분해를 억제하면서 글리코겐 축적을 늘리는 방향으로 작용한다.

골격근 및 지방세포에는 포도당을 세포내로 이동시키는 글루코스 트랜스포터-IV(GLUT4)라는 분자가 있는데, 인슐린은 세포내 소막포에 있던 GLUT4를 세포막으로 이동(translocation of GLUT4 to the plasma membrane)시켜서 결과적으로 많은 글루코스를 세포내로 섭취할 수 있게 도와준다.

### 인슐린이 낳은 노벨상들

인슐린 발견은 추가적인 대발견들로 이어진다. 예를 들어 프레더릭 생거(Frederic Sanger)에 의한 인슐린 펩타이드의 아미노산 서열동정(1958년 화학상)없이는 이후 분자생물학의 융성을 얘기할 수 없다. 또 도로시 호지킨(Dorothy Hodgkin)에 의한 인슐린 분자의 입체구조 해석(1958년 화학상)은 구조생물학의 기초를 세웠다. 또 로잘린 얄로우(Rosalyn S. Yallow)와 솔로몬 바슨(Solomon A. Barson)의 방사면역측정법(radioimmunoassay)에 의한 미량 호르몬 측정법 개발(1977년 얄로우가 생리의학상 수상)도 역시 혈중 인슐린 항체의 측정이 계기가 되었다.

1921년 캐나다 토론토에서 췌장적출견을 췌장에서 추출한 인슐린으로 치료하는 데 성공했다. 이 때 밴팅은 29세의 청년의사, 베스트는 약관 22세의 학생이었다.

### 참고문헌

- G. HETENYI & W.R. FEASBY WRENSHALL: THE STORY OF INSULIN, MAX REIN-HARDT(1962), 二宮 陸雄 (翻訳)의 インシュリン物語
- 丸山工作: 신(新) 인슐린 이야기(新インスリン物語), 東京化學同人 (1992)
- 仁木 厚: 遊学一体, (2003)
- 二宮陸雄: インスリン物語, 医歯薬出版 (2002)
- F.G.Banting: '당뇨병과 인슐린', 노벨상수상강연=생리학-의학-1923~1929

인슐린이 발견된 후, 밴팅과 맥클라우드 사이에 강한 알력이 생긴 것이 여러 기록에 남아 있다. 걸핏하면 윗사람을 무시하는 거만한 인물로 묘사되는 밴팅이지만, 취미로 그렸던 유화에서는 예술가로서의 면모를 발휘하기도 했다고 한다.

**Column 2**

# 아고니스트(agonist)와
# 안타고니스트(antagonist)

Agogik이란 음악용어를 아십니까? 곡의 느낌에 맞춰서, 정해진 속도보다 살짝 빠르게 됐다가 느리게 됐다가 하는 템포의 흔들림을 가리킨다. 이 말은 '움직이다' 라는 의미의 그리스어 'agoge' 에서 유래했다. 이 책에 몇 번이나 등장하는 아고니스트(agonist : 작동약)도 또한 이 'agoge' 에서 유래한다. 수용체에 결합하여 그것을 움직이게 하는 약물이라는 의미이다.

아고니스트와는 반대로, 수용체에 결합해 그 작용을 멈추거나 약화시키는 물질을 안타고니스트(antagonist : 길항약제)라 부른다. 이쪽은 아고니스트에 '반대로' 라는 의미의 접두어 'anti' 를 붙인 것이다. '안티에이징(항노화)', '안티-자이언트(자이언트 구단을 싫어하는 팬)' 등에서의 그 '안티' 이다.

아고니스트-안타고니스트는 원래 수용체의 스위치를 ON-OFF하는 물질에 대해 쓰였다. 대상이 효소가 되면 활성화약-억제약, 이온채널이 되면 오프너(opener)-블로커(blocker) 등으로 어휘를 달리 쓴다. 하지만 $\beta$-안타고니스트를 $\beta$-블로커, $Ca^{2+}$ 채널 블로커를 $Ca^{2+}$ 안타고니스트라 부르기도 하는 것으로 볼 때 이 용어들의 스트라이크존은 상당히 느슨한 것 같다.

# Chapter 03

# 샤알레 안의 기적으로부터 십여년

*페니실린*

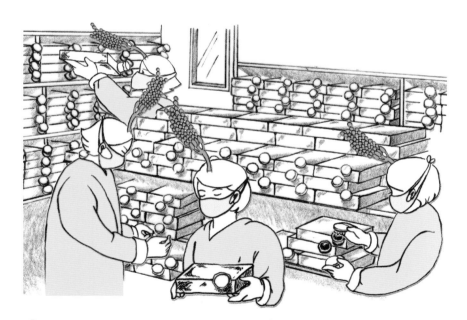

**제**2차 세계대전중 페니실린 생산을 서두르던 옥스포드팀은 연구소를 페니실린 생산공장으로 개조하지만 물자부족으로 어려움을 겪고, 결국 미국과의 공동개발에서 활로를 찾는다.

제 2차 세계대전중 페니실린 생산을 서두르던 옥스포드팀은 연구소를 페니실린 생산공장으로 개조하지만 물자부족으로 어려움을 겪다가, 결국 미국과의 공동개발에서 활로를 찾는다.

곰팡이를 이용한 감염증치료약의 역사는 상당히 오래되었으며, 민간요법으로도 전승되었던 것 같다. 그러나 그 유효성분을 추출·정제하기 위한 시도는 알렉산더 플레밍(Alexander Fleming)의 치밀한 관찰에서 기원한 것이다.

### • 샤알레의 곰팡이가 세균을 녹였다

페니실린은 인류가 처음으로 손에 넣은 항생물질이다. 런던의 세인트 매리 병원에서 연구하던 플레밍은 젤라틴 배지에서 세균을 배양했다. 어느 날 그는 샤알레에 우연히 들어간 푸른 곰팡이 주변에서 본래 자랐어야 할 세균이 녹아 버린 것을 알아챘다(그림 1). 더군다나 곰팡이가 자란 배양액을 희석해도, 항균작용은 충분히 유지되었다. 이 발견을 보고한 플레밍의 논문(1929년)은 미생물이 만드는 항균제 즉, 항생물질의 발견으로 나아가는 문을 열어주었다.

세균배양에 곰팡이가 섞여 들어가는 일은 종종 일어나는 것인데, 보통은 실험 실패로 버려지게 된다. 플레밍의 위대한 점은 그 현상을 세균학자의 시점에서 정

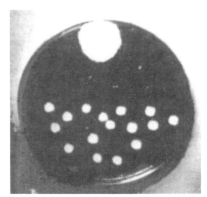

그림 1 | **곰팡이가 세균을 녹임**
샤알레 아래쪽에 보이는 세균의 집락이 위쪽에 있는 곰팡이 주변에서는 사라져 버렸다(1929년 플레밍의 논문에서 발췌).

확히 관찰하고, 분리한 곰팡이를 배양·보존해 유효성분을 페니실린으로 명명(命名)한 점이다. 그렇지만 미생물학이 전공인 플레밍에게 있어 유효성분을 추출하는 일은 벅찬 일이었으며, 그 스스로 페니실린의 임상응용에 대대적으로 참여하지는 않았다.

### 치료에 쓸 수 있는 양의 페니실린을 찾아서

페니실린을 임상 현장에서 쓰기 위해서는 무엇보다 이 물질을 대량으로 얻어내는 작업이 필요했다. 오스트리아 출신의 병리학자 하워드 플로리(Howard W. Florey)가 조직한 연구 그룹에 의해서 페니실린 양산 프로젝트가 시작된 것은 플레밍의 발견으로부터 10여년이 지나서였다(1939년). 여기에 독일인 화학자 에른스트 체인(Ernst B. Chain) 및 캠브릿지 대학의 노먼 히틀리(Norman G. Heatley) 등이 참가해 영국의 학문도시 옥스포드에서 페니실린의 추출과 정제가 시작되었다.

운이 좋게도 그들이 연구를 시작한 옥스포드 대학의 병리학 연구소, 윌리엄 단 병리학 연구소(Sir William Dunn School of Pathology)에는 우연히도 페니실린 생산능력을 가진 푸른 곰팡이, 페니실리움 노타툼(*Penicillium notatum*)이 보존되어 있었다. 전임자가 플레밍에게서 분양받아 두었던 것이다. 플로리와 히틀리는 이 곰팡이의 대량배양에 전력을 쏟았다.

화학자 체인은 과거의 실패를 면밀히 검토해서 페니실린 추출을 위한 작전을 가다듬었다. 온도와 pH 콘트롤이 열쇠였다고 한다. 그렇게 해서 1940년에는 드디어 동물실험에 쓸 수 있을 만큼의 양이 얻어졌다.

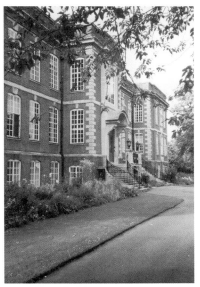

그림 2 | **윌리엄 단 병리학 연구소(Sir William Dunn School of Pathology)** 저자가 옥스퍼드 유학중에 촬영한 사진

이 추출물이 쥐의 감염증에 극적인 효과가 있음을 확인한 플로리와 그 동료들은 임상시험을 목적으로 대량정제를 추진했다. 연구실이 있는 단 연구소는 페니실린 생산공장화 되었다(그림 2). 페니실린 걸스로 불렸던 솜씨 좋은 여성실험보조 4인이 그들의 연구를 지원해 곰팡이를 키우기 좋아 보이는 그릇이란 그릇은 모두 배양용으로 썼다. 요리에 쓰는 파이 그릇이나 병원의 변기마저 썼다고 한다.

### • 양산화의 무대는 미국으로

그러나 독일군의 영국본토 공습이 시작되자 연구비도 물자도 부족해진 플로리의 연구진에게 임상시험에 필요한 만큼의 페니실린을 얻는 일은 용이하지 않았다. 하물며 페니실린 치료의 보급이란 꿈속의 꿈이었다. 플로리는 연합국의 일원인 미국에 도움을 청했다. 그는 한시바삐 양산을 실현하기 위해서 독일군의 공격을 피해 페니실린 생산 곰팡이를 안고 미국으로 날아갔다. 여기서 미국의 도움을 받지 못하면 페니실린 생산은 수포로 돌아간다. 절박한 마음으로 미국에 당도한 플로리와 히틀리는 스스로 개발한 페니실린 정제법을 전수했다.

그러나 미국에서도 임상에 사용할 수 있을 만큼의 페니실린을 생산하기란 어려운 일이었다. 이 때 두 가지 행운이 찾아왔다. 하나는 옥수수 전분을 만들 때 나오는 반갑지 않은 부산물(옥수수 침지액, corn steep liquor)이 곰팡이 배지로 적합하다는 사실을 발견한 것이었다.

또 하나는 페니실린을 더 많이 생산하는 곰팡이가 새롭게 분리된 것이었다. 공교롭게도 미국방성과 공군이 전세계 각지에서 채집한 곰팡이보다도 페니실린 추출을 하고 있던 마을 피오리아(Peoria, Illinois)의 청과물시장에서 주부들이 버린 썩은 메론에서 분리된 곰팡이의 페니실린 생산능력이 더 높았다. 이런 행운으로 마침내 페니실린 생산은 본 궤도에 올랐다(1942년).

### • 페니실린으로「전쟁에서 승리할 수 있다」

페니실린이 제2차 세계대전에서 부상당한 연합국 병사들을 치명적인 감염증에서 구한 것은 유명한 일이다. 전장에서 감염증이 최대의 위협이었던 당시, 치료에 필요한 만큼의 페니실린을 공급할 수 있으면 전황을 단연 유리하게 움직일 수 있다는 예상은 자명한 것이었다.

페니실린에 눈독을 들인 것은 물론 연합국만이 아니었다. 적대관계에 있던 독일이나 일본에서도 페니실린의 추출이 시도되고 있었다. 당연하게도 페니실린 생산 방법은 군사기밀로 취급되었다. 병사들에게 사용할 만큼의 페니실린 생산이 목전의 현실로 다가오자 영국의 연구팀은 '이걸로 전쟁에서 승리할 수 있다'고 확신했다고 한다. 참고로 전쟁중에 영국수상 윈스턴 처칠이 폐렴에 걸렸다가 페니실린 덕에 구사일생으로 살아났다는 일화는 나중에 만들어진 이야기다. 처칠의 폐렴 치료에 사용된 약은 기존의 설파제였다. 주치의가 신약의 사용을 꺼렸기 때문이라 한다.

페니실린이나, 나중에 이탈리아 사르디냐섬 하수도의 곰팡이에서 추출된 세팔로스포린 등은 β-락탐 고리를 갖고 있어서 β-락탐계 항생물질이라 한다. 세균에는 세포벽을 합성하는 트랜스펩티다제(transpeptidase)라는 효소가 있는데, β-락탐계 항생물질은 이 효소를 억제함으로써 세균의 증식을 방해한다(그림3). 현재 이런 항생물질들은 화학적으로도 합성할 수 있다.

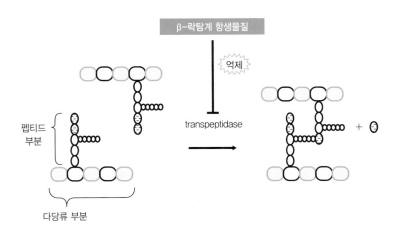

그림 3 | **페니실린에 의한 세포벽합성억제**
세포벽은 2종류의 당(糖)으로 연결된 가로줄과 펩티드로 연결된 세로줄로 짜인 천과 같은 구조로 되어 있다. 페니실린이나 세팔로스포린 등의 β-락탐 고리를 가진 항생물질은 펩티드의 연결에 필요한 트랜스펩티다제(transpeptidase)라는 효소에 결합하여 세포벽 합성을 억제한다.

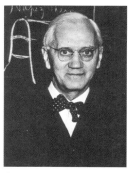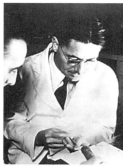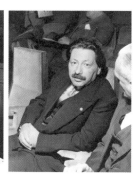

그림 4 | 페니실린의 발견자 플레밍(왼쪽), 실용화 추진의 리더였던 플로리(가운데)와 프로젝트에 화학자로서 참여했던 체인(오른쪽). 세 사람은 1945년에 노벨 생리의학상을 공동수상했다.

대전이 끝난 1945년 플레밍, 체인, 플로리 3인에게 노벨 생리의학상이 수여되었다(그림 4). 그러나 플레밍에 비해 다른 두 사람은 영국에서조차 지명도가 높지 않았던 것 같다. 곰팡이가 날아 든 연구실이 있던 런던 세인트 매리 병원 옆에는 'Sir Alexander Fleming' 이라는 왁자지껄한 선술집(pub)이 있었지만, 플로리나 체인의 이름을 건 선술집은 그들이 활약했던 옥스포드에도 없었다.

**참고문헌**

- レナード・ビッケル (中山善之 訳): ペニシリンに賭けた生涯―病理学者フローリーの闘い, 佑学社 (1976)
- John Mann: The Elusive Magic Bullet― The Search for the Perfect Drug, Oxford University Press(1999)
- 플레밍의 노벨상 수상강연.
  http://www.nobelprize.org/nobel_prizes/medicine/laureates/1945/fleming-lecture.pdf
- 플로리의 노벨상 수상강연.
  http://www.nobelprize.org/nobel_prizes/medicine/laureates/1945/florey-lecture.pdf
- John C. Sheehan: Enchanted Ring― Untold Story of Penicillin, MIT Press (1982)
- Hiramatsu K: Vancomycin-resistant Staphylococcus aureus: a new model of antibiotic resistance. Lancet Infect Dis. 2001;1(3):147-55.

마침내 환자들에게 페니실린을 투여할 수 있게 되었다는 이야기를 듣고 플레밍은 옥스퍼드에 있는 랏클리프 병원(Radcliffe Infirmary)으로 플로리를 방문했다. 플로리의 회상에 따르면, 플레밍은 당시 일상적인 인사말 외에는 단 한 마디도 하지 않았다고 한다.

**Column 3**

# 아고니스트(agonist)와
# 안타고니스트(antagonist) 2

아고니스트와 안타고니스트 중에서 어느 쪽이 약이 될지는 물론 치료할 병에 따라 다를 것이다. 하지만 수용체에 작용하는 약을 만드는 입장에서 보자면 안타고니스트 쪽이 압도적으로 많다고 할 것이다. 생체에서 만들어지는 것이 대부분 아고니스트인 점을 감안하면 이것은 이상하게 여겨질 법도 하다.

저자는 다음과 같이 생각한다. 체내에서 만들어지는 하나의 생리활성물질에 대해서 통상적으로는 복수의 수용체(subtype)가 존재한다. 생리적 물질은, 말하자면 마스터키와 같아서 다양한 수용체에 작용할 수 있다. 단, 그 수용체를 움직이는 힘은 강하지 않다. 반면 약에 관해서는 특정 서브타입에만 강하게 작용하는 물질, 즉 어느 서브타입에만 확실하게 작용하는 물질이 바람직한 것이다.

아고니스트·안타고니스트와 수용체의 관계를 열쇠와 열쇠구멍으로 비유해 보자. 아고니스트는 열쇠구멍의 여러 포인트에서 동시에 맞물려서 자물쇠를 열 수 있는 열쇠다. 그에 반해 안타고니스트는 모든 포인트를 다 맞출 필요 없이 어느 한 군데만 맞물리면 되기 때문에 요구되는 조건이 적다. 열쇠구멍에 맞기는 하지만 돌아가지 않는 열쇠(안타고니스트)가 제대로 된 열쇠(아고니스트)보다 만들기 쉽다라고도 이야기할 수 있지 않을까. 효소나 이온채널에 관해서도 비슷한 이야기를 할 수 있다. 효소를 타겟으로 하는 경우에는 활성제보다도 억제제가, 채널에 작용하는 약이라면 채널을 여는 쪽보다 닫는 쪽이 많다.

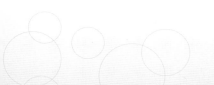

# Chapter 04

# 천식 · 조산 · 고혈압

### β－아고니스트와 β－블로커

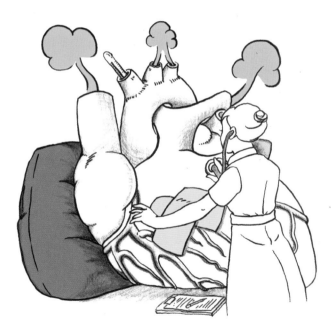

**고**혈압약이나 심장약으로 쓰이는 β－블로커. 주위에서는 아드레날린 수용체의 작용제 개발을 노리는 와중에 블로커(차단제)의 가치를 찾아낸 한 생리학자의 역발상!

수용체에 작용하는 아고니스트나 수용체의 작용을 차단하는 안타고니스트(p 18, 26)를 합성해서 약물화하는 접근법은 신약개발의 기본전략이다. 그 선두주자가 된 것이 고혈압이나 심장병 치료에 쓰이는 아드레날린 β 수용체의 안타고니스트, 즉 β-블로커(β-차단제)이다. 예를 들어, 새로 혈압약을 복용하게 되는 경우에는 '지금까지 기관지 천식을 앓은 적은 없습니까' 라고 묻는다. 그것은 β-블로커를 써서 치료해도 좋을지를 묻는 것이다.

β-블로커는 영국의 제임스 블랙(James W. Black, 그림 1)에 의해 개발되었다. 스코틀랜드의 성 안드류스 대학 의학부를 졸업한 블랙은 그대로 순조로이 의사가 되는 일을 주저하고 있었다. 본인의 얘기를 빌리자면 '개인에 대한 헌신을 기본적 신조로 한 의료는 보편적 진리를 추구하는 과학이라는 행위와 상호 부합하지 않는다' 는 이유 때문이었다고 한다. 결국 임상을 버리고 기초의학의 길을 선택한 블랙은 글라스고 대학 수의학부 동물생리학과의 문을 두드린다. 거기서 다시 임페리얼 화학사(Imperial Chemical Industries, ICI)로 옮겨, 심장에 작용하는 새로운 개념의 약을 개발하는 데 착수한다(1959년).

### α 와 β : 아드레날린 수용체의 서브타입

1948년 레이몬드 알퀴스트(Raymond Ahlquist)는 부신수질 호르몬인 아드레날린이나 교감신경 말단에 있는 신경전달물질인 노르아드레날린에 대한 수용체는 α 와 β 의 두 종류가 있어서, 가령 α 는 평활근, β 는 심장근육 등의 조합으로 서로 다른 조직에서 작용한다는 가설을 제창했다.

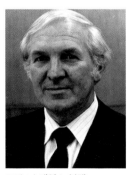

그림 1 | **제임스 블랙**
β-블로커와 H₂ 블로커를 만든 공로로 1988년에 노벨 생리의학상을 수상했다.

블랙이 연구를 시작했을 무렵에는, 이미 β 에만 선택적으로 작용하여 심장의 움직임을 높이는 이소프로테레놀(isoproterenol)이 발견된 상태였다. 블랙은 이와는 반대로 β 안타고니스트(β-블로커와 같은 뜻)를 합성하고자 했다. 왜 만들려고 했던 것일까? 그는 협심증으로 심장에 산소가 부족한 상황이라면 β-블로커로 심장을 쉬게 해야 한다고 생각했던 것이다. 블랙은 아고니스트인 이소프로테레놀을 β-블로커 개발을 위한 실마리로 잡았다.

이소프로테레놀의 유도체인 디클로로이소프로테레놀(dichloroisoproterenol)은 심장(β₁ 수용체, 뒤에 서술)에는 아고니스트로서 작용하지만, 기관지평활근(β₂ 수용체)에는 안타고니스트로서 작용한다. 여기서 β 수용체에 대한 선택적 차단작용의 실마리가 보였던 것이다.

그래서 블랙과 그의 팀은 디클로로이소프로테레놀의 구조를 조금 변형시킨 화합물을 합성해서, 마침내 β 수용체를 차단하는 물질 프로네타롤(pronethalol)에 도달한다. 하지만 유감스럽게도 프로네타롤의 실용화는 부작용으로 인해 단념할 수밖에 없었다. 이번엔 다시 구조를 변화시켜 위험성이 없는 화합물 프로프라놀롤(propranolol)을 합성했다(그림 2).

블랙의 예상대로 β 블로커는 심장의 흥분을 진정시키는 협심증 치료제로 널리 사용되기에 이르렀으며, 후에 고혈압 치료에도 유용하다는 사실이 밝혀졌다.

### · 호메오스타시스의 도그마를 깨어서라도

블랙 자신의 회상에 의하면, 그의 성공의 최대 요인은 β 수용체의 움직임을 OFF하는 β 블로커에서 치료약으로서의 가능성을 찾아낸 것이라고 한다. 고혈압이나 긴장

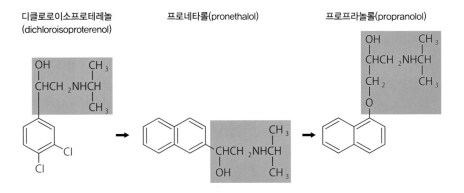

그림 2 | β 아고니스트에서 β-블로커로
디클로로이소프로테레놀(dichloroisoproterenol)을 출발점으로 측쇄(side chain)를 보존하고 고리 모양의 구조를 변경하여 β-블로커인 프로프라놀롤(propranolol) 합성에 이르렀다.

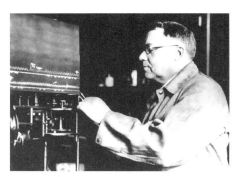

그림 3 | **월터 캐논(Walter B. Cannon)**
호메오스타시스(항상성)이라는 개념을 제창했다(1932년). 이 개념은 생리학의 근원이 되는 것이었다.

시에는 아드레날린이나 노르아드레날린의 $\beta$ 작용에 의해 심장이 빠르고 강하게 뛰게 된다.

당시는 아드레날린이나 노르아드레날린에 의한 생리적인 조절은 항상 옳은 것이라 생각했기에 자율신경의 작용을 유지하는 것이 합리적이라고 믿었다. 이런 생각은 당시 생리학을 석권하고 있던 '항상성(homeostasis)' 이라는 개념을 확립한 생리학자 월터 캐논(Walter B. Canon, 그림 3)의 영향을 강하게 받은 것이었다. 예를 들어, 심장이 충분히 움직이지 않는 경우 아드레날린 및 노르아드레날린의 $\beta$ 작용에 의해 심장이 빠르게 뛰는 것은 심박출량을 일정하게 유지하기 위해 필요한 반응이라고 여겨지고 있었다.

이와는 반대로 블랙은 항상성의 유지가 전적으로 옳다는 것은 건강할 때의 이야기이고, 병이 있을 때는 그렇지 않다고 생각했다. 그래서 심장이 헐떡헐떡하고 있는 경우라면, 아드레날린에 의한 생리적 조절에 거스르더라도 $\beta$-블로커로 심장을 쉬게 하는 편이 좋다고 생각했던 것이다. 블랙을 성공으로 이끈 역발상이 여기에 있었다.

### 기관지천식 환자에게는 β−블로커를 쓸 수 없다

아드레날린 수용체 가운데 $\alpha$ 수용체는 더 세분화해서 $\alpha_1$과 $\alpha_2$의 두 종류, $\beta$는 $\beta_1$, $\beta_2$, $\beta_3$의 세 종류로 분류되는데, 각각 다른 장기에서 작용하고 있다(표 1).

**표 1 | 아드레날린 수용체의 서브타입**

| 종류 | 분포 | 작용 |
|------|------|------|
| $\alpha_1$ | 혈관평활근(피부)<br>동공산대근 | 혈관수축<br>동공산대 |
| $\alpha_2$ | 췌장B 세포<br>혈소판 | 인슐린 분비 억제<br>응집 |
| $\beta_1$ | 심장근육<br>심장의 자극전도계 | 수축<br>빈맥 |
| $\beta_2$ | 평활근(자궁)<br>평활근(기관지)<br>혈관평활근(골격근의 혈관) | 이완<br>이완<br>이완 |
| $\beta_3$ | 지방세포 | 지방분해 |

각각의 아고니스트(수용체 작용제)에 의한 대표적 생체반응을 열거하자면 $\alpha_1$은 혈관평활근 수축, $\alpha_2$는 혈소판응집 촉진 및 췌장 B 세포의 인슐린분비 억제 , $\beta_1$은 심근 수축, $\beta_2$는 기도나 자궁의 평활근 이완, $\beta_3$는 지방세포의 지방분해 등이다.

여기에 설명한 $\beta$-블로커의 주된 작용은 $\beta_1$ 수용체를 통한 심장기능의 억제이다. 이와는 달리 기관지천식(기도의 염증에 의한 기도평활근 수축)이나 조산(임신초기에 자궁평활근의 수축)의 치료에는 이 평활근들을 이완시키는 $\beta_2$ 아고니스트를 사용한다.

$\alpha_1$과 $\alpha_2$는 구조적으로 완전히 다른 수용체여서 각각의 선택성이 높은 아고니스트나 안타고니스트가 존재하는 데 반해, $\beta$ 수용체의 3가지 서브타입은 상동성이 높아서 완전히 선택적인 아고니스트나 안타고니스트를 만드는 것이 어렵다. 가령 기관지천식을 앓고 있는 고혈압환자에게 $\beta$-블로커를 투여하면 천식이 악화될 수도 있다. $\beta$-블로커가 심장의 $\beta_1$ 수용체에만 작용하지 않고, 기도의 $\beta_2$ 수용체에도 작용해 기관지평활근을 수축시켜 천식을 악화시키기 때문이다. 그래서 기관지천식의 과거력이 있는 환자에게는 $\beta$-블로커를 쓸 수 없다. 또 $\beta_3$ 수용체에만 작용하는 선택적 $\beta_3$ 아고니스트가 나온다면 지방분해를 촉진하는 비만치료제가 되겠지만, $\beta$ 수용체의 다른 서브타입에도 작용하기 때문에 아직 실현되지 못하고 있다.

덧붙여서 심장의 움직임을 증가시키는 $\beta$ 아고니스트는 스포츠계에서 도핑(doping)의 대상이 된다. 하지만 $\beta$-블로커 역시 도핑의 대상이 된다는 사실을 아는 사람은 많지 않다. 심장의 움직임을 억제해 스포츠에는 오히려 불리하리라 생각될지도 모르지만, 흥분에 의한 심장의 두근거림이 방해가 되는 양궁과 같은 경기에서는 $\beta$-블로커가 부정사용될 가능성도 있기 때문이다.

참고문헌

· 岡部 進: 楽しい薬理学―セレンディピティ, 南山堂 (2001)
· Walter B. Cannon (舘 隣, 舘 澄江 번역): からだの知恵–この不思議なはたらき(Wisdom of the Body), 講談社(1981)
· Lewis Wolpert, Alison Richards (青木 薰, 近藤 修 번역): 科学者の熱い心―その知られざる素顔, 講談社(1999)

월파트와 리차드가 블랙을 인터뷰한 내용을 읽어보면, 블랙은 의학부를 나왔음에도 불구하고 의사가 되는 데는 반감마저 갖고 있었다고 한다. 다양성 있는 인재의 배출은 대학의 역할이라고는 생각하지만 이런 의대생, 요즘은 별로 없겠지.

# Chapter 05

# 노벨상 수상자의 꿈

*H₂ 블로커*

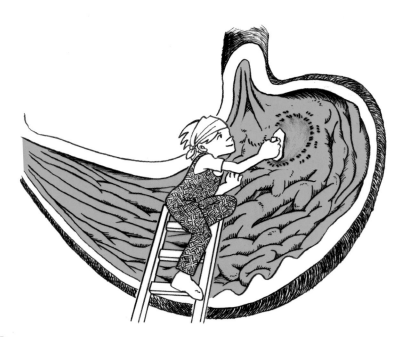

블랙이 β–블로커 다음으로 도전한 것은 완전히 다른 분야인 소화기약이었다. 위산을 강력히 억제해서 상처 난 위벽을 재생시키는 약, H₂ 블로커(히스타민 H₂수용체 차단제)로 인해 수술실에서 소화성궤양 환자가 사라져 버렸다.

약물의 개발은 십년 이상의 끈기가 필요한 일이다. 몇 천, 몇 만 가운데 선택된 후보화합물에서 설령 원하는 작용이 있는 것을 찾더라도, 그것이 안전해야 하며 나아가 치료효과가 있음을 확인하기까지는 상당한 시간이 필요한 것이다.

그럼에도 분야가 전혀 다른 신약을, 일생에 2개나 발견한다는 것은 대단한 업적이라 할 것이다. 영국의 제임스 블랙(James W. Black)은 앞서 나온 $\beta$-블로커와 소화성궤양에 쓰이는 $H_2$ 블로커를 개발했다. 둘 다 획기적인 약이었다. 그 업적으로 블랙은 1988년 노벨 생리의학상을 수상했다. 수상이유는 '약물치료에 있어 중요한 원리의 발견'이었다.

### • 심장에서 위산분비로 전향

$\beta$-블로커의 개발에 성공한 블랙은 다시 새로운 수용체 차단제(블로커)의 개발을 노린다. 블랙의 눈에 띈 것은 히스타민에 의한 위산분비 항진이었다. 공복시 위 내부의 pH는 1~2이다. 위산은 벽세포(parietal cell)에서 분비된다(그림 1). 이 벽세포에 있는 양성자-칼륨 아데노신삼인산효소($H^+,K^+$-ATPase)라는 효소는 ATP를 에너지로 사용해 10만 배나 되는 농도경사를 거슬러 세포내 양성자($H^+$, proton)를

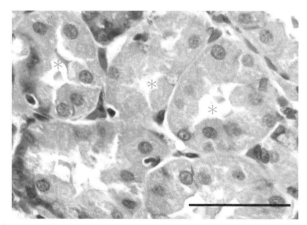

그림 1 | **벽세포(parietal cell)**
선강(線腔*)이라 불리는 공간을 둘러싸고 있는 벽세포. 이 선강으로 위산을 분비한다. 축적자는 50 μm를 나타낸다(사진제공: 아이치의과대학 橫井豊治).

세포외(위 내강)로 내보내고, K⁺를 세포내로 들인다. 양성자-칼륨 아데노신삼인산 효소(H+,K+-ATPase)를 양성자펌프(proton pump)라 부르는 것은 이 때문이다.

　이렇게 해서 만들어진 강산(强酸)은 음식물에 포함된 세균이나 독물을 살균·분해하여 우리 몸을 지켜준다. 그러나 위산 생산이 재앙이 되는 경우도 있다. 바로 소화성궤양이다. 소화성궤양이란 소화관의 표면을 뒤덮은 점막이 파헤쳐진 상태를 가리킨다(그림 2). 그 원인의 하나로 거론되는 것이 위산과다이다. H₂ 블로커(히스타민 H₂수용체 차단제)가 등장하기 전에도 위산 분비를 억제하는 약은 있었지만 그 작용은 비교적 약했다. 그래서 이전에는 소화성궤양을 반복하는 환자에겐 수술로 위를 절제해버리는 경우도 드물지 않았다.

　위산분비는 여러 가지 요소에 의해 콘트롤된다. 대표적인 자극 물질로는 부교감신경 말단에서 분비되는 아세틸콜린, 위점막의 G세포에서 분비되는 가스트린, 그리고 장크롬친화유사세포(enterochromaffin-like cell)에서 분비되는 히스타민이 있다. 블랙이 위산분비억제제 개발에 착수할 당시, 위산분비를 자극하는 히스타민 수용체의 정체는 불명확했다.

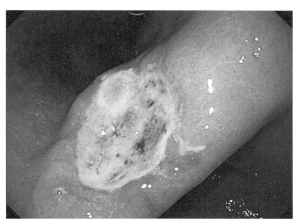

그림 2 | **내시경 카메라로 본 위궤양**
하얗게 보이는 원형으로 에워싸인 함몰부가 궤양이다. 궤양의 표면에는 출혈의 흔적인 검은 점들이 관찰된다(사진제공: 독쿄(獨協)의과대학 中村哲也).

## • Non-H₁ 수용체 안타고니스트(길항제)

히스타민은 1910년대에 발견된 생리활성 아민으로 위산분비를 촉진하는 작용 외에도, 알레르기 반응시에는 비만세포(mast cell)에서 분비되어 두드러기를 일으키거나 콧물 분비를 자극하는 작용이 있음은 당시에도 알려져 있었다. 알레르기 반응에서 히스타민 작용을 멈추는 약은 1930년대에 이미 발견되어 항히스타민제라고 불렸다.

현재 히스타민 수용체의 아형(subtype)에는 적어도 5종류가 있는 것으로 밝혀져 있지만, 당시에는 $H_1$ 수용체 이외에는 정체가 알려져 있지 않았다. 항히스타민제는 $H_1$ 수용체에 작용하는 안타고니스트(길항제)이다. 그리고 히스타민의 위산분비에 대한 작용은 항히스타민제로 전혀 억제되지 않았다. 그래서 위산을 분비하는 벽세포에는 $H_1$과는 다른 아형의 수용체가 있으리라 추정되었으며, non-$H_1$ 수용체(지금의 $H_2$ 수용체)란 이름이 붙여졌다.

블랙이 착안한 것은 이 non-$H_1$ 수용체였다. $\beta$-블로커의 개발에 성공한 후, 순환기에서 소화기로 연구 영역을 옮기는 데는 용기도 필요했을 것이다. 하지만 이전에 위산분비에 대한 세로토닌(serotonin)의 효과를 연구했던 것이 도움이 되었다.

그러나 $H_2$ 블로커를 개발하는 것은 $\beta$-블로커와는 조금 상황이 달랐다. 전술한 바와 같이 $\beta$-블로커의 개발시에는 이미 $\beta$-아고니스트인 이소프로테레놀이 있었으며, 그 유도체로서 $\beta$-수용체 길항작용이 있는 디클로로이소프로테레놀도 알려져 있어서, 그것을 출발점으로 해서 $\beta$-블로커인 프로프라놀롤의 개발에 이르렀다. 그러나 non-$H_1$ 수용체에 대해서는 단서가 될 만한 선택적 화합물이 없었다.

## • 작전변경으로 안타고니스트를 수중에

그래서 블랙은 히스타민 그 자체를 화합물합성의 출발점으로 삼았다. 그는 화학

역주
크롬친화성세포(Chromaffin Cells)라는 것은 부신수질에 있는 내분비세포의 일종으로, 조직검사에서 중크롬산칼륨에 갈색조로 염색되기 때문에 「크롬(chrome)+친화성(affinity)」이라는 이름이 붙었다. 위나 장에서 조직검사상 같은 염색상을 보이는 세포들을 장크롬친화성세포(Enterochromaffin Cells, EC세포), 장크롬친화유사세포(Enterochromaffin-like Cells, ECL세포)라 부른다. 전자는 소화·호흡기 점막에 분포하며 세로토닌을 분비하고, 후자는 위에만 존재하며 히스타민을 분비한다는 차이가 있다.

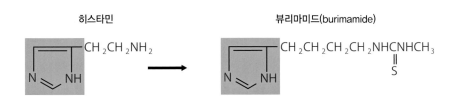

히스타민                                              뷰리마미드(burimamide)

그림 3 | H₂ 블로커의 합성전략
β-블로커 합성전략과는 반대이다. 고리구조를 유지한 채로 측쇄를 바꿔가는 전략으로 H₂ 블로커 개발에 성공한다.

자가 아니었지만 자기자신이 수용체분자가 된 심정으로 상상을 했다고 한다. 블랙은 직감적인 게임을 즐기듯이 수용체 분자가 된 자신이 여러 가지 화합물과 어떻게 결합할 수 있을까를 상상하면서 합성을 진행했다.

블랙의 연구팀은 $\beta$-블로커 개발에 썼던 '고리구조는 바꾸되 측쇄(side chain)를 보존한다'라는 작전을 폈다. 그리고 4년간 200여 물질을 시험했지만 위산분비를 억제하는 물질은 찾을 수 없었다. 그래도 블랙과 연구팀은 좌절하지 않았다. 이번에는 작전을 변경하여 반대로 '측쇄는 바꾸되 고리구조는 보존한다'라는 전략을 구사해 위산분비를 억제하는 최초의 화합물 뷰리마미드(burimamide)에 도달하게 된다(그림 3).

H₂ 블로커에 의한 위산분비 억제는 대단히 강력한 것이었다(그림 4). 게다가 아세틸콜린이나 가스트린 등 히스타민 이외의 위산분비 자극마저도 억제하는 효과가 있었다. 이 H₂ 블로커와 그 뒤를 잇는 양성자펌프차단제(Proton Pump Inhibitor)의 개발로 인해 소화성궤양의 약물치료는

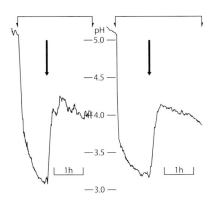

그림 4 | 뷰리마미드(burimamide)에 의한 위산분비 억제
뷰리마미드를 투여하면(↓) 위내의 pH가 상승한다(위산분비가 억제됨). [Black J.W., et al.: Definition and Antagonism of Histamine H₂-receptors, Nature, 236, 385-390 (1972)에서 Macmillan Publishers Ltd.의 허가]

크게 진보했다. 약물요법의 발전에 따라 소화성궤양으로 인한 수술 건수는 격감하였다. $H_2$ 블로커는 안전성도 높아서 처방전 없이 구입할 수 있는 시판약으로 취급되는 것마저 있다.

　현재 소화성궤양의 병태생리에는 헬리코박터 필로리(*Helicobacter pylori*)라는 세균감염이 크게 관여하고 있는 것으로 알려져 있으며, 이 세균을 제거하는 항생물질 덕에 궤양재발은 현저히 줄어들었다. 그러나 $H_2$ 블로커나 양성자펌프차단제에 의한 제산(위산분비억제)이 치료의 기본이라는 점은 지금도 변함없다.

**참고문헌**

- 関口秀男: "とんびが生んだ鷹?—シメチジン", 薬の発明 そのたどった途(ファルマシアレビュー編集委員会編), 日本薬学会, p.121–130 (1986)
- 岡部 進: 楽しい薬理学—セレンディピティ, 南山堂 (2001)
- Lewis Wolpert, Alison Richards (青木 薫, 近藤 修 번역): 科学者の熱い心—その知られざる素顔, 講談社(1999)
- Black J.W., et al.: Definition and Antagonism of Histamine $H_2$-receptors, Nature, 236, 385–390 (1972)

$\beta$-블로커와 $H_2$ 블로커. 블랙은 안타고니스트(길항제)를 응용함으로써 신약개발에서 2대 홈런을 날렸다. 하지만 그의 흥미는 인체구조에 대한 지식에 있었을 뿐, 자신이 발견한 약물들이 남긴 지적재산에 대해서는 예상하지 못했다고 한다.

# 원리를 알면 약이 나온다!

*Corpora non agunt nisi fixata*
결합하지 않은 물체는 작용하지 않는다.

*Paul Ehrlich*
폴 에를리히

---

역주
상기 라틴어 문장의 영역 – bodies(= drugs) do not work unless bound.

# Chapter 06

# 황달과 류마티스

*글루코코르티코이드(glucocorticoid)*

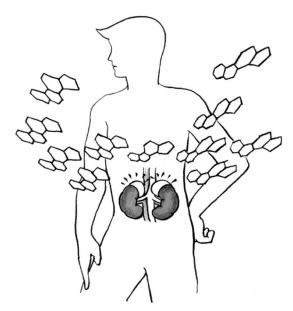

**황**달이 있거나 임신한 여성에서 류마티스 관절염이 좋아지는 이유는 무엇인가? 임상에서 품었던 의문을 해결하기 위해 나선 내과의사 헨치는 부신피질 호르몬인 글루코코르티코이드의 화학 구조에서 새로운 약물치료의 힌트를 떠올린다.

부신은 좌우 신장 위에 위치하는, 엄지손가락 머리를 눌러 놓은 듯한 모양의 장기이다. 부신은 내부의 수질과 그것을 둘러 싼 피질로 이루어져 있고, 성질과 역할이 다른 별도의 호르몬을 만든다(그림 1).

부신의 존재가 처음으로 기술된 것은 16세기의 일이었다. 그러나 이후 약 300년간 그 장기가 무슨 일을 하고 있는지는 전혀 알 수 없었다. 부신의 역할을 보여준 최초의 보고는 1955년 영국 런던의 내과의사 토마스 애디슨(Thomas Addison)에 의한 것이다. 그는 전신에 색소가 침착되면서 말라가는 병(애디슨병)에 부신 병변이 동반된다는 사실을 보고했다. 그의 보고는 당시 큰 주목을 받지 못했지만, 20세기에 접어들 무렵부터 부신의 중요한 역할과 그 유효성분이 차례로 밝혀지게 된다.

• 부신은 내분비선(endocrine gland)이었다.

1900년 뉴욕 맨하탄에 있는 실험실에서 타카미네 죠키치(高峰讓吉)와 우에나카 케이조(上中啓三)는 부신수질에서 아드레날린을 순수한 형태로 추출하는데 성공했다. 이것이 정제(精製) 호르몬 제 1호이다. 1930년에 미국 버팔로대학의 프랭크 하트만(Frank A. Hartman)은 부신피질에서 추출한 물질을 애디슨병 환자에 투여해서 상태가 호전됨을 확인하였다. 그리고 그는 피질의 유효성분에 코르틴(cortin)이라는 이름을 붙였다. 같은 시기에 미국 메이요클리닉의 화학자 에드워드 켄

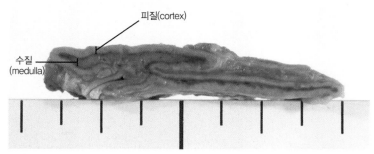

그림 1 | **부신의 절단면**
어두운 색조(실제로는 진한 갈색)의 피질이 회색의 수질을 감싸고 있다. 자의 눈금 한 칸은 5 mm(사진제공 : 아이치 의과대학 橫井豊治).

들(Edward C. Kendall)은 부신의 유효성분을 결정화하는 데 성공하여, 코르틴이 몇 가지 화학물질의 혼합물임을 발표했다. 그 주성분이 코르티존(cortisone)이다. '코르티' 는 피질(cortex)이라는 단어에서 유래한 것이다.

부신피질에서 얻은 다양한 호르몬은 어느 것이나 스테롤 구조를 갖고 있었기 때문에 스테로이드(steroid)라고 불리게 되었다.

스테로이드 호르몬 중에서 코르티존과 그 무리들(코르티코이드)은 실로 다채로운 작용을 갖고 있지만, 초기에는 주로 당(糖)대사에 대한 작용이 연구되어 글루코코르티코이드(glucocorticoid)라는 이름으로 불리게 되었다. 스테로이드 호르몬에는 글루코코르티코이드 외에, 마찬가지로 부신피질에서 만들어지며 소변량을 줄이고 전해질 밸런스를 조절하는 광물코르티코이드(알도스테론 등)와 주로 성선(性腺)에서 만들어지는 성호르몬이 있다. 통상 스테로이드라고 불리는 약물은 글루코코르티코이드를 의미하는 경우가 많다.

### • 황달이 류마티스 관절염을 낫게 하다

'당질 코르티코이드를 염증성질환의 치료에 사용할 수 있겠다' 라는 아이디어는 임상의사의 날카로운 통찰에서 비롯된 것이었다. 코르티존이 정제된 1930년경, 메이요 클리닉의 내과의사였던 필립 헨치(Philip S. Hench)는 황달이 생기면 류마티스 관절염이 좋아진다는 사실을 깨닫게 되었다. 류마티스 관절염은 면역이상으로 관절활막(synovium)이라는 부분에 심한 염증이 일어나 뼈가 파괴되는 병이다(그림 2). 마찬가지로 임신한 류마티스 관절염 환자에서도 병세호전이 관찰되었다.

황달이란 간의 이상으로 인해 담즙성분이 혈액 중에 축적되는 현상이다. 헨치는 황달에서 축적되는 담즙산이나, 임신시에 높아지는 성호르몬에 의해 류마티스관절염이 좋아진다고 추측했다. 그래서 시험적으로 담즙산을 투여해 보았지만 기대했던 효과는 보지 못했다.

마침내 코르티존의 화학적 성상이 밝혀지자 헨치는 코르티존이야 말로 찾고 있던 유효성분이 아닐까 하는 생각에 이르렀다. 왜냐하면 담즙산이나 성호르몬의 화학구조에는 공통점이 있었기 때문이다(그림 3). 훗날 글루코코르티코이드에는 강한 면역억제작용이 있어 류마티스 관절염에 의한 염증을 억제한다는 사실이 판명되었다.

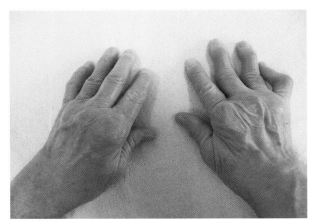

그림 2 | **류마티스에 의한 골(骨)파괴** (사진제공 : 愛知현(縣) 厚生足助병원 余語鎭治)

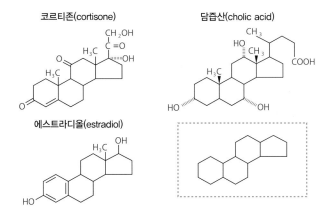

그림 3 | **당질 코르티코이드(코르티존), 담즙산(cholic acid), 여성호르몬(estradiol)의 화학식**
오른쪽 아래에 별도 표시한 것이 스테로이드의 기본골격

• 전시(戰時)의 연구과제로도

글루코코르티코이드의 시험적 적용을 가로막는 최대의 장애물은 양(量)의 확보였다. 초기의 글루코코르티코이드는 담즙을 원료로 반합성으로 만들어졌기 때문에 그 수량이 적어 동물실험에 쓸 정도의 양을 얻는 것이 고작이었다.

스테로이드 연구에 박차를 가한 것은 전쟁이었다. 글루코코르티코이드가 병사들의 능력을 높인다는 소문이 나게 되자, 전운이 짙어진 1941년 미군에서 병사를 대상으로 이 물질을 사용하는 데 흥미를 갖게 되었다. 여기까지 이르자 스테로이드 합성은 국가적 급선무가 되었다.

그러나 산업계까지 끌어들인 필사의 노력에도 불구하고 그 생산은 지지부진해서 그램 단위의 코르티존을 얻은 것은 전후(1948년)의 일이었다. 그 해 헨치는 머크사에서 코르티존을 제공받아 중증 류마티스환자에 시험적 투여를 시작하였다. 결과는 극적이었다. 관절의 변형과 통증으로 침대에서 일어나지도 못하던 환자가 걸어서 쇼핑을 나섰다고 한다.

글루코코르티코이드는 당대사나 면역억제 작용 외에도 항종양작용이나 쇼크를 막는 작용 등 다양한 작용을 갖는다. 한편 소화성궤양, 보름달 얼굴(moon face)과 사지에 비해 몸통에 더 심한 비만이 일어나는 중심성비만 등의 부작용도 일으킨다.

## 스테로이드의 수용체는 핵내(核内)에

글루코코르티코이드 등의 스테로이드 호르몬은 어떤 기전으로 작용하는 것일까? 스테로이드 수용체 무리들은 다른 많은 수용체와는 달리 세포막이 아니라 세포질에 있다(일부는 핵 안에 있다). 스테로이드는 세포막을 통과해서 세포내에 있는 수용체와 결합한다.

세포질에 있는 수용체는 스테로이드와 결합하면 핵내로 이동한다. 스테로이드-수용체 복합체는 핵내에서 특이 배열의 유전자 프로모터 영역에 결합한다(유전자의 5' 상류에 있으며, 발현을 조절하는 부분). 이렇게 해서 각각의 스테로이드 종류에 대응하는 특정의 유전자가 발현된다(그림 4).

핵내에서 유전자의 전사를 유도하는 이러한 수용체를 핵내수용체라 부르며, 그 밖의 갑상

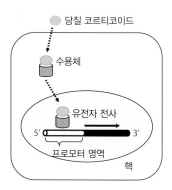

그림 4 | **핵내수용체를 매개로 한 글루코코르티코이드의 작용기전**
이 수용체는 세포질에 있다가 글루코코르티코이드와 결합하면 핵내로 들어가 특정 유전자의 프로모터 영역에 결합, 유전자 전사를 촉진한다.

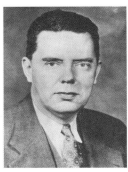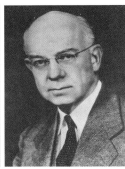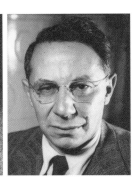

그림 5 | 1950년 노벨생리의학상 수상자들
스테로이드 호르몬의 임상응용을 제창한 헨치(좌), 스테로이드의 정제에 성공한 켄들(중앙), 담즙산에서 스테로이드 합성법을 발견한 라이히슈타인(우).

선 호르몬이나 비타민 D 수용체도 핵내수용체의 일종이다. 참고로 최근의 연구에서는 스테로이드의 작용 가운데 핵내수용체를 경유하지 않는 것도 발견되었다. 스테로이드가 가진 다채로운 작용과 다양한 부작용이 어떻게 일어나는지는 잘 알려지지 않은 부분도 많아서, 향후 연구가 필요한 바이다.

스테로이드 호르몬의 임상응용을 간파한 헨치와 부신에서 유효성분을 추출하는 데 공헌한 켄들, 그리고 담즙산에서 스테로이드 합성법을 발명한 스위스의 타데우스 라이히슈타인(Tadeus Reichstein)은 1950년 노벨 생리의학상을 공동수상하였다(그림 5).

### 참고문헌

· 森 弘, 安田喜久男: "ステロイドの熱いドラマ", 薬の発明 そのたどった途2(ファルマシアレビュー編集委員会編), 日本薬学会, p.49–62(1988)
· Philip S. Hench: "The Reversibility of Certain Rheumatic and Non-Rheumatic Conditions by the Use of Cortisone Or of the Pituitary Adrenocorticotropic Hormone", Nobel Lecture, December 11, 1950
· http://www.nobelprize.org/nobel_prizes/medicine/laureates/1950/hench-lecture.pdf
· 井村裕夫: 生命のメッセンジャーに魅せられた人びと 内分泌学の潮流, 羊土社 (1992)

· Lundberg I.E., et al.: Corticosteroids—from an idea to clinical use, Best Pract. Res. Clin. Rheumatol., 18: 7—19 (2004)

헨치는 뛰어난 임상가였다. 글루코코르티코이드의 임상응용을 한 발 먼저 간파한 것뿐만 아니라, 초기의 논문에서 이미 그 부작용에 대해서도 상세히 기술하였다.

**Column 4**

# 글루코코르티코이드의 극적인 등장

　글루코코르티코이드는 알레르기 질환, 쇼크(shock)에서부터 악성종양, 장기이식에 이르기까지 널리 쓰이는 약이다. 이 약으로부터 은혜를 입은 환자는 헤아릴 수 없이 많다.

　이 약의 저명한 효과를 말해주는 한 에피소드가 있다. 주인공은 요절한 피아니스트 디누 리파티(Dinu Lipatti)이다. 1917년 루마니아 부카레스트에서 태어난 리파티는 조숙한 천재로, 10대 중반에 작곡-피아노의 양면에서 국제적으로 알려졌다. 그러니 30세를 앞두고 호지킨림프종에 걸려 1948년에는 연주활동을 중단하고 요양할 수밖에 없었다. 이 1948년은 바로 글루코코르티코이드가 임상에 쓰이게 된 첫 해이다. 1950년 리파티는 이 약으로 치료를 받게 되고 기적적인 회복을 보였다. 당시 돈으로 하루 50 달러라는 고액의 치료비는 저명한 음악가나 팬들에게서 기부 받은 것이었다고 한다. 아쉽게도 리파티의 회복기간은 반년 남짓에 불과했지만 중단되었던 몇 개의 녹음과 라스트 콘서트가 된 브장송에서의 고별연주회(Besançon, 1950년 9월 16일, Last Recital, EMI)도 마무리할 수 있었다. 당시 치료법이 없던 질환에 글루코코르티코이드가 가져온 복음(福音)은 대단히 컸다.

　글루코코르티코이드는 흔히 스테로이드라고 불리며 그 부작용으로 인해 비난의 대상이 되는 경우가 적지 않다. 하지만 이런 현실에 대해서는 다소 아쉬운 감이 있다. 이 약이 인슐린, 항생물질과 함께 의료에 기적을 가져온 것은 틀림없는 사실이기 때문이다.

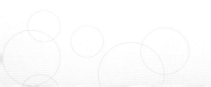

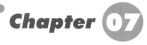

# Chapter 07

# 성호르몬

*피임약(pill)과 도핑*

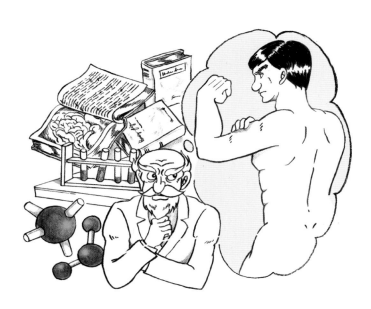

**남**자를 남자답게, 여자를 여자답게 만드는 성호르몬. 남성호르몬에는 근육증강제, 여성호르몬에는 피임약이라는 또 다른 얼굴이 있다. 각각의 얼굴에 숨은 어두운 일면은 무엇인가.

올림픽이나 세계선수권대회가 다가오면 도핑 이야기가 신문의 스포츠란을 채운다. 도핑이란 (1) 경기력을 높이는(그럴 가능성이 있는) 물질 또는 방법, (2) 건강을 해하는(그럴 가능성이 있는) 물질 또는 방법, (3) 스포츠 정신에 반하는 물질 또는 방법 중 2 가지에 해당하는 것을 지칭하며 그 대상이 되는 약물은 다양하다(표1). 그 중에도 금지약물의 대명사로 매번 나오는 것이 아나볼릭(anabolic : 동화현상) 스테로이드이다(단백질동화남성 스테로이드제와 같은 말).

### • 남자다움의 원천을 찾아서

성기(性器)나 성선(性腺)이 남성다움 또는 여성다움을 발현하는 모종의 물질을 만들 것이라는 생각은 옛날부터 있었다. 그 한 예가 카스트라토(castrato)*이다. 17~18세기 성악계에서 활약했던 카스트라토는 사춘기에도 변성(變聲) 없이 고음

표 1 | 운동경기에서 금지된 약물들

| |
|---|
| I. 항상 금지된 물질 및 방법 (경기기간 중 또는 경기기간 외 검사) 〈금지물질〉 |
|   1.단백질동화제 |
|     · 단백질동화남성화스테로이드제 |
|     · 기타 단백질동화제 |
|   2. 호르몬 관련물질 |
|   3. $\beta_2$ 작용제 |
|   4. 항(抗)에스트로겐 작용이 있는 물질 |
|   5. 이뇨제와 은폐제 |
| 〈금지방법〉 |
|   1. 산소운반능 강화 |
|   2. 과학적 · 물리적 조작 |
|   3. 유전자 도핑 |
| II. 경기기간중에는 금지대상이 되는 물질 및 방법 |
|   〈금지물질〉 |
|   1. 흥분제 |
|   2. 마약 |
|   3. 칸나비노이드 |
|   4. 글루코코르티코이드 |
| III. 특정경기에서 금지된 물질 |
|   1. 알코올 |
|   2. β 차단제(블로커) |

[일본약제사회, 니가타현 약제사회, 일본체육협회: 약제사를 위한 도핑방지가이드북 2009년판, 일본약제사회(2009)를 바탕으로 작성]

역의 목소리를 낼 수 있도록 정소를 제거한 남자였던 것이다.

19세기 후반, 파리 콜레쥬-드-프랑스의 교수였던 샤를-에두아르 브라운-세까르 (Charles-Édouard Brown-Séquard, 그림 1)는 모르모트나 개의 정소(精巢)에서 수용성 성분을 추출하여 자기자신에게 주사했다. 덕분에 70대를 맞이한 그의 육체와 기력은 눈에 띄게 회춘했다고 한다(하지만 성호르몬은 물에 녹지 않기 때문에 자기 몸을 시험대로 삼은 이 보고에 대해서는 그 결과를 의문시하는 사람들도 있다). 자궁경부암의 세포염색으로 유명한 조지 파파니콜라우(George N. Papanicolau)는 모르모트 실험을 통해 정소를 제거하면 암수 개체 사이에 근섬유 크기의 차이가 없어진다는 사실을 보고했다(1939년).

성호르몬 동정(同定)은 1920년대에 세계 각지에서 경쟁적으로 시행되었다. 1929년 미국 세인트루이스 대학의 에드워드 도이지(Edward Doisy)와 독일 괴팅겐 대학의 아돌프 부테난트(Adlof Butenandt)는 각자 독립적으로, 대량의 임산부 소변을 재료로 여성 호르몬인 에스트론을 정제하였다. 그 화학적인 성질로부터 성호르몬은 스테로이드임이 판명되었다. 부테난트는 다시 25,000 리터의 남성소변(!)으로부터 남성호르몬인 안드로스테론(androsterone)을 (1931년), 네덜란드 암스테르담 대학의 에른스트 라께르(Ernst Laquer)는 1톤(!!) 의 소정소(bovine testicles)에서 테스토스테론을 정제했다(1935년). 당시의 정제는 물량작전이었다.

남성 호르몬은 성분화를 남성쪽으로 인도할 뿐만 아니라 단백질 합성을 촉진하는 동화(同化)작용을 한다. 남성화와 단백질 동화는 따로 뗄 수 없는 작용이지만, 그 중 동화작용이 비교적 강한 것을 아나볼릭 스테로이드라 부른다. 이것은 도핑 금지약물의 필두로서, 이

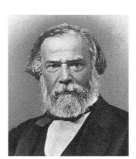

그림 1 | 브라운-세까르
정소 추출물을 자기 자신에 투여하여 회춘을 시도했다.

*역주
castrato는 castrare(거세하다)라는 라틴어 동사의 과거분사형을 이탈리아어로 표현한 것. 원의는 (a) castrated (man)을 뜻하지만, 흔히 18세기 거세 남자가수를 가리킨다. 영화 파리넬리의 주인공이 바로 이 거세 남자가수였다.

로 인한 메달 박탈은 끊이지 않는다. 아나볼릭 스테로이드가 효과를 발현하는 원리는 기본적으로 글루코코르티코이드, 비타민 D나 갑상선 호르몬과 동일하게 핵내 수용체를 통해 특정 유전자를 발현시키는 것이다.

### • 아나볼릭 스테로이드의 활용

도핑을 엄격히 금지하는 이유는 대상약물마다 다양하지만, 아나볼릭 스테로이드의 경우에는 건강에 미치는 악영향이 크다. 이 약물은 동맥경화를 촉진시키고 심혈관계에 부정맥과 같은 위중한 장애를 일으킨다(그림 2). 또한 여성에서는 성격이나 목소리의 남성화, 불임 등도 일어난다.

또 남성에서는 외부에서 투여된 아나볼릭 스테로이드로 인해 정소의 남성호르몬 생산능력이 감퇴된다. 이것은 정상적인 상태에서 남성호르몬 분비를 자극하는 시상하부의 GnRH(성선자극호르몬분비호르몬) 및 뇌하수체의 LH(황체형성호르몬 : 여성에서는 난소의 황체형성을 촉진하기 때문에 이런 이름이 붙었다) 분비가 정지되기 때문이다.

시상하부 → 뇌하수체전엽 → 정소의 순으로 자극되는 남성호르몬 분비계에서 하위 호르몬은 상위 호르몬이 시키는 대로 따르기만 하는 것은 아니다. 과다하게 분비된 하위 호르몬은 상위 호르몬을 억제시킬 수도 있다(되먹이기 기전, feedback 이라고 한다, 그림 2).

이런 되먹이기 기전은 가역적이지만, 장기에 걸쳐 아나볼릭 스테로이드 투여를 계속하면 다시 되돌릴 수 없게 되고 만다. 즉, 투여를 중지해도 정소의 남성 호르몬 분비를 자극하는 호르몬이 나오지 않게 되기 때문에 무정자증이나 여성화유방 등이 나타나는 것이다.

아나볼릭 스테로이드에 의한 도핑의 폐해는 구(舊) 동독의 스테이트 아마추어(과거 공산권 국가에서 체제선전수단으로 운동선수를 관리하는 것을 말함) 문제로 급부상했다. 구 동독에서는 올림픽에서 좋은 성적을 거둔 선수는 평생 국가연금이 보장됐다.

1980년대 동독은 미국에 버금가는 스포츠 대국이었지만, 그 배후에는 비타민제라 속여 선수에게 아나볼릭 스테로이드를 투여한 코치가 있었다. 이런 선수들이 은

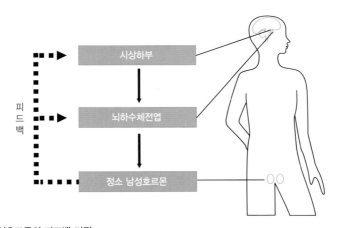

**그림 2 | 남성호르몬의 피드백 기전**
시상하부 → 뇌하수체전엽 → 정소의 순으로 자극되는 남성호르몬 분비계에서 하위 호르몬은 상위 호르몬이 시키는
대로 따르기만 하는 것은 아니고, 과다하게 분비된 하위 호르몬은 상위 호르몬을 억제시킬 수도 있다.

퇴를 하거나 독일이 통합된 후 국가가 스포츠 선수를 관리하지 않아 금지약물 투
여가 중지되자 도핑이 가진 어두운 측면이 속속 백일하에 드러난 것이다. 당시 선
수들에게 아나볼릭 스테로이드를 몰래 투여했던 코치들은 후일 재판에서 유죄판
결을 받았다.

● 마(麻)밭에서 피임약을

성(性)스테로이드의 또 다른 용도는 경구피임약(통칭 필, the pill)이다. 임신중에
는 새로 임신이 되지 않는다. 또 실험적으로 태반을 쥐에게 먹이면 배란이 일어나
지 않아 불임이 된다는 사실도 알려져 있다. 이것은 태반에 함유된 프로게스테론
(황체 호르몬)이 배란을 억제하기 때문이다. 거기에서 착안해 이 프로게스테론을
사용한 피임법이 고안되었다.

당초 경구피임약은 대단히 고가였다. 경구피임약을 싼 값에 공급하는 것을 가능
케 한 사람은 식물에 함유된 스테로이드 화합물에서 여성 호르몬 유도체를 반합성
한 미국 화학자 러셀 마커(Russel E. Marker)이다.

　1940년대 마커는 얌(yam)이라는 마류(麻類, Dioscorea)에 스테로이드 화합물이 함유되어 있다는 문헌을 접하고서, 다니던 대학을 사직하고 경구피임약의 원료를 찾아 멕시코 황야로 여행을 떠난다. 그곳에서 파낸 카베자 데 네그로(cabeza de negro)라는 야생 마(麻)종에서 스테로이드의 원료가 되는 디오스게닌(diosgenin)을 정제하여 대량의 프로게스테론을 얻었다. 마커의 성공을 바탕으로 미국에서는 마류를 양산하기 위한 광대한 농장을 조성하기도 했었다. 이후 합성법의 발전에 힘입어 경구피임약의 안정적인 공급이 가능해졌다.

　하지만 프로게스테론만을 사용한 피임법은 비정상적인 출혈이 많고, 피임효과도 불충분해서 추가로 합성 에스트로겐(난포 호르몬)을 첨가한 복합제가 개발되었다.

　경구피임약이 미국에서 발매된 것은 1960년대이다. 그런데 이 약을 복용한 사람들 가운데 혈전증(血栓症)이 많이 발생하는 것으로 관찰되었다. 혈전증의 리스크가 높은 흡연자나 비만자에서는 이 부작용이 큰 문제가 되었다. 경구피임약에 의한 혈전형성은 프로트롬빈, 피브리노겐 등의 혈액응고인자를 증가시키면서 혈전형성을 방해하는 안티트롬빈이나 혈전을 녹이는 플라스미노겐 활성인자를 억제시키는 에스트로겐의 영향이 크다. 그래서 1970년대 이후에는 혈관계 부작용의 주원인인 에스트로겐, 순환기계나 지질대사에 영향을 미치는 프로게스테론의 함량을 모두 낮춘 저용량 복합제가 사용되고 있다.

**참고문헌**

- 内林 政夫: ピル誕生の仕掛け人—奇才化学者ラッセル・マーカー伝, 化学同人(2001)
- 岡部 進: "アメリカの発見, ピル", 楽しい薬理学—セレンディピティ, 南山堂, p.145-160 (2001)
- Roberts R.M.: Serendipity: Accidental Discoveries in Science, Wiley(1989)
- 日本陸上競技連盟:クリーンアスリートをめざして　2003　陸上競技者のためのアンチドーピングハンドブック, 創文企画 (2003)
- 日本薬剤師会, 新潟県薬剤師会, 日本体育協会: 薬剤師のためのドーピング防止ガイドブック 2019年版, 日本薬剤師会(2009)
- Papanicolaou G.N. & Falk E.A.: GENERAL MUSCULAR HYPERTROPHY INDUCED BY ANDROGENIC HORMONE, Science, 87:238-239 (1938)

1929년 성호르몬 동정을 전후로 해서 식물에도 스테로이드 구조를 지닌 물질이 함유되어 있음이 밝혀졌다. 그래서 상업적 목적에서 스테로이드 생산을 노린 사람들은 앞 다투어 재료식물을 찾기 위한 탐험에 나섰다. 당시 미개발지 탐험이란 신약발견을 의미하기도 했던 것이다.

**Column 5**

# 경구피임약 개발의 선구자

멕시코에서 경구피임약의 원료가 되는 물질을 대량으로 함유한 얌(yam)을 찾아낸 러셀 마커(Russell E. Marker)는 회사와 결별하며 스테로이드 합성에서 손을 떼고, 이후 4년간 논문을 양산하고 과학계를 떠났다. 한 때는 미국의 국가기밀에 관계된 일을 맡기도 하고, 은기(銀器) 복제에도 정력을 쏟았다고 한다. 경구피임약 개발을 그만둘 때 그는 만들어 둔 스테로이드를 폐기했을 뿐만 아니라 실험 노트나 메모를 모두 버렸다고 한다. 당연히 경구피임약 합성사업은 난항을 겪었다.

마커가 빠진 후 제약회사에서 유기합성 분야를 담당해 종종 '경구피임약의 아버지'로 불리는 사람이 칼 제라시(Carl Djerassi)이다. 그는 후에 스탠포드 대학의 교수가 되어 여러 화학상을 받은 일류학자였지만, 동시에 'Cantor's Dilemma' 등 소설도 여러 편 썼다. 'Cantor's Dilemma'는 실험 데이터가 의심스러운 이론을 바탕으로 노벨상을 수상하는 과학자 켄터 교수를 주인공으로 한 픽션이다. 저자도 이 소설을 읽었지만 연구자로서 이런 소설을 읽는 것은 대단히 재미있으면서도 동시에 조금 속쓰림도 있다.

경구피임약 개발로 이름을 떨친 두 사람은 다재다능했지만 조금 독특한 사람이라 할 수 있지 않을까?

# Chapter 08

# 산부인과 의사의 발견

*프로스타글란딘*

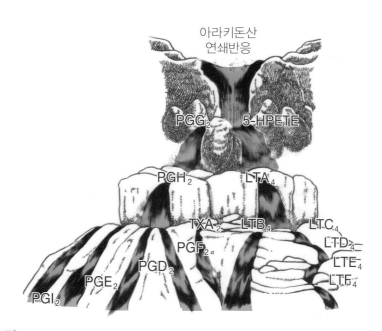

아라키돈산
연쇄반응

PGG$_2$　　5-HPETE

PGH$_2$　　LTA$_4$

TXA$_2$　LTB$_4$　　LTC$_4$

PGF$_{2\alpha}$　　LTD$_4$

PGD$_2$　　LTE$_4$

PGE$_2$　　LTF$_4$

PGI$_2$

　**다**채로운 기능을 가진 국소(局所)호르몬 프로스타글란딘(prostaglandin)은 조금씩 구조가 다른 물질들의 집합이다. 아라키돈산(arachidonic acid)이라는 지방산 대사에 의해 만들어지는 개별 물질을 동정하기란 극히 어려웠다.

1930년대의 일이다. 미국 뉴욕의 산부인과 의사 라파엘 쿠르츠록(Raphael Kurzrok)은 인공수정을 할 때 기묘한 현상이 일어나는 것을 발견했다. 인공수정중 자궁내로 정액을 주입하면 종종 자궁내로 들어가지 못하고 정액이 도로 흘러나오는 것이었다. 일부에서는 통증을 호소하는 환자도 있었다. 쿠르츠록은 정액에 자궁평활근을 수축시키는 물질이 함유되어 있다는 논문을 썼다. 이 작은 발견은 새로운 세포간의 정보전달 경로로 밝혀져 이후의 신약 개발에 많은 힌트가 되었다.

### 프로스타글란딘이라는 이름의 유래

스웨덴의 울프 폰 오일러(Ulf S. von Euler, 그림 1)는 정액에 함유된 혈관이나 자궁의 평활근수축에 영향을 주는 물질에 프로스타글란딘(prostaglandin)이라는 이름을 붙였다(1934년). 그는 이 물질이 전립선에서 만들어 진다고 생각해서 프로스타글란딘(prostaglandin, 전립선은 영어로 prostate gland라고 함)이라 이름 지었다. 나중에 이 물질, 프로스타글란딘은 전신 곳곳에서 만들어지는 것으로 밝혀졌다. 따라서 이 명칭은 미스노머(misnomer)에 해당하겠지만 프로스타글라딘이란 이름은 여전히 남아 있다.

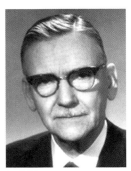

그림 1 | **폰 오일러(Ulf S. von Euler)**
프로스타글란딘을 명명했다. 교감신경종말의 신경전달물질이 노르아드레날린이란 것을 밝혀낸 것도 폰 오일러였다. 1970년에 노벨 생리의학상을 수상했다.

프로스타글란딘의 정체는 폰 오일러에 의해 이름이 붙여진 후에도 한 동안 알 수 없었다. 하지만 무엇인가 새로운 물질인 것은 확실했다. 가령 원소분석에서는 질소를 포함하고 있지 않았다. 즉, 프로스타글란딘은 단백질이나 펩티드가 아니었고, 또 생리활성물질인 아민류(類)와도 성질을 달리하는 것이었다.

오랜 연구 끝에 프로스타글란딘은 지질이 분해되며 생긴 아라키돈산이란 지방산을 재료로 생성되는 것으로 밝혀졌다. 이것은 당시 연구자들에겐 경악할만한 일이었다. 왜냐하면 그 당시 알려진 지방의 역할이란 대사되어 에너지원이 된다던가 아니면 생체막의 재료로 쓰이는 정도일 뿐 지방이 평활근수축 등의 생리기능을 다이나믹하게 조절하리라고는 생각도 못했기 때문이다.

### ◦ 아라키돈산 연쇄반응

프로스타글란딘은 비슷한 구조를 가진 여러 가지 물질들의 집합이다. 이 물질들의 반감기는 짧고, 구조가 조금씩 다른 사촌들이 어떤 때는 서로 유사한 작용을 하는가 싶다가 어떤 때는 완전 상반되는 작용을 보이는 불가사의한 성질을 갖고 있다. 초기 연구에서 프로스타글란딘의 정제에 난항을 겪은 한 원인도 여기에 있었다.

프로스타글란딘은 몇 가지 효소에 의한 일련의 반응을 거쳐 만들어진다(그림 2). 그 원료가 되는 아라키돈산은 세포막의 인지질이 포스포리파제A$_2$(phospholipase A$_2$)에 의해 가수분해를 겪으며 생성되고, 그 아라키돈산이 시클로옥시게나제에 의해 프로스타글란딘G$_2$(PGG$_2$)를 경유하여 다시 PGH$_2$가 되기까지가 PG합성의 공통과정이다. 합성경로는 여기서부터 가지를 쳐나가면서 여러 가지 프로스타글란딘이 만들어지게 된다. 그 중에는 프로스타글란딘이란 이름이 없는 트롬복산 A$_2$(TXA$_2$)나 프로스타싸이클린(PGI$_2$)도 포함되어 있고 각각 그 작용도 다르다(표 1). 이 대사경로는 아라키돈산 연쇄반응(케스케이드)이라 불리는 것으로, 스웨덴의 수네 베르그스트렘(Sune K. Bergström)과 벵트 사무엘손(Bengt I. Samuelsson) 두 사람(그림 3)이 1950년대에 연구를 시작해 거의 20년이 걸려 해명한 것이다.

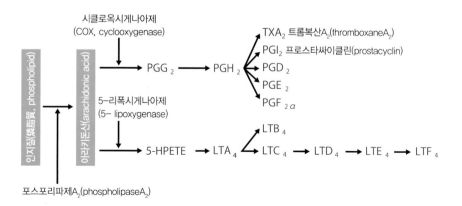

그림 2 | **아라키돈산 연쇄반응**
인지질이 가수분해되어 아라키돈산이 되는 것에서 시작한다. 복수의 반응으로 10여 종이나 되는 프로스타글란딘과 류코트리엔(leukotriene)이 생성된다.

표 1 | **프로스타글란딘의 역할**

| | |
|---|---|
| PGE$_2$ | 통증반응<br>발열반응<br>위산분비 억제<br>위점액 생산 |
| PGF$_{2\alpha}$ | 혈관수축 |
| PGD$_2$ | 수면유발 |
| TXA$_2$ | 혈소판 응집<br>혈관수축 |
| PGI$_2$ | 혈소판 응집을 억제함<br>혈관확장<br>위산분비 억제 |

프로스타글란딘의 생산경로는 아라키돈산에서 만들어지는 시그날 분자들 가운데 절반일 뿐이다. 아라키돈산 연쇄반응에는 또 다른 경로가 하나 더 있다. 5-리폭시게나아제(5- lipoxygenase)에 의해 아라키돈산이 5-HPETE(5-Hydroperoxyeicosatetraenoic acid)를 거쳐 류코트리엔A$_4$(LTA$_4$)가 생성되는 과정이다. LTA$_4$로부터 LTB$_4$, LTC$_4$, LTD$_4$, LTE$_4$, LTF$_4$ 등의 다양한 류코트리엔이 합성된다(그림2).

프로스타글란딘과 류코트리엔을 합쳐서 에이코사노이드(eicosanoid)라 부른다. 이 분자들에는 탄소원자가 20개씩 들어 있는데, 그리스어로 20을 에이코사(eicosa)라 부르기 때문에 이런 명칭이 붙은 것이다. 에이코사노이드는 체내에서 생성되는 즉시 분해되기 때문에 그 작용범위는 극히 좁다. 이렇게 국소적, 한정적 한정적인 작용을 지닌 생리활성물질을 국소(局所) 호르몬이라 총칭한다(autacoid라고도 부른다).

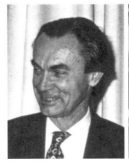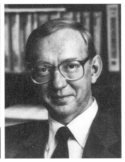

그림 3 | **베르그스트렘(좌)과 사무엘손(우)**
프로스타글란딘과 류코트리엔의 대사경로를 밝혔다. 1982년 노벨 생리의학상을 수상.

• 에이코사노이드와 관련된 약제

에이코사노이드는 염증반응의 중요한 매개체(mediator)이다. 다같이 염증이라고 부르기는 하지만, 여러 종류의 프로스타글란딘이나 류코트리엔 가운데 어떤 것이 주역이 될지는 염증의 원인, 부위, 담당하는 세포, 나아가 싸이토카인의 종류 등에 따라 달라진다.

예를 들면, 기관지천식에서 일어나는 기도(氣道) 염증에서는 류코트리엔이 중심이 되기 때문에 류코트리엔 수용체 길항제(안타고니스트)를 치료제로 사용한다. 진통제로 가장 일반적으로 사용되는 비(非)스테로이드계 소염제(NSAIDs, Non-steroidal anti-inflammatory drugs)는 시클로옥시게나아제를 억제하여 프로스타글란딘 생산을 감소시킨다. 또한 스테로이드(글루코코르티코이드)가 염증을 억제하는 기전의 하나로는 아라키돈산을 생산하는 효소인 포스포리파제$A_2$의 억제가 거론된다.

이런 길항제나 합성억제제뿐만이 아니라, 프로스타글란딘이 지닌 다양한 약리작용을 응용한 약물도 다수 있다. 역사적으로는 $PGF_{2\alpha}$(dinoprost)의 자궁평활근 수축작용을 분만유도에 사용한 것이 최초이다(1974년). 이 약이 등장하기 전에는 분만유도를 위해 뇌하수체호르몬인 옥시토신이 사용되었다. $PGF_{2\alpha}$는 옥시토신과는 달리 임신초기·중기의 자궁에도 수축작용이 있어서 치료적 유산에도 사용되고 있다.

또한 순환기 영역에서는 혈관을 확장시키는 알프로스타딜(alprostadil, 천연 $PGE_1$)이나 리마프로스트(limaprost, $PGE_1$의 유도체), 혈소판응집억제 작용 및 혈관확장 작용이 있는 $PGI_2$ 유도체인 베라프로스트(beraprost)가 말초순환장애의 치료에 사용되고 있다.

80년전 산부인과 의사 쿠르츠록이 발견한 현상은 오랜 세월이 걸려서 프로스타글란딘과 류코트리엔의 발견으로 이어졌다. 그리고 에이코사노이드에 관련된 다양한 신약의 개발과 항염증약제의 작용기전 해명에 공헌했다.

**참고문헌**

・林 正樹: "ウシとオオマツヨイグサ―プロスタグランジン", 薬の発明 そのたどった途(ファルマシアレビュー編集委員会編), 日本薬学会, p.69–79 (1986)
・山崎幹夫: 歴史の中の化合物―くすりと医療の歩みをたどる, 東京化学同人 (1996)
・石田寅夫: あなたも狙え!ノーベル賞―科学者99人の受賞物語, 化学同人 (1995)
・室田誠逸: これだけは知っておきたい アラキドン酸カスケードQ & A, 医薬ジャーナル社 (2002)

약간씩 구조가 다를 뿐인데 정반대의 효과가 있는 물질들을 동정하기란 극히 어려운 일이다. 프로스타글란딘과 류코트리엔의 정제를 완수해 낸 베르그스트렘과 사무엘손의 업적은 위업(偉業)이라 부르지 않을 수 없다.

# Chapter 09

# 효자가 만든 신약

*아스피린*

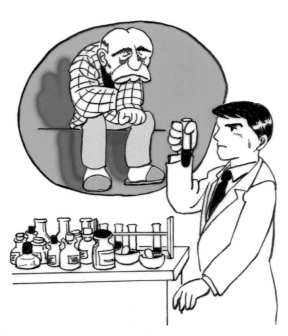

**약**부작용으로 고생하는 아버지를 위해 만든 진통제 아스피린은 이제 혈전예방용으로 쓰이기에 이르렀다. 슈퍼 롱–셀러(super long–seller)인 이 약이 이렇게 여러 작용을 가진 이유는⋯⋯.

### • 아버지께서 복용하기 쉬운 약제

식물에는 진통작용을 가진 것이 있어 가지나 껍질을 씹어서 치통을 억제한다는 치료법은 기원전부터 알려졌다.

아스피린 개발의 스타트는 19세기에 시작된 식물성 진통성분의 분석이었다. 최초로 발견된 화학물질은 버드나무의 나무껍질에서 얻어진 유효성분으로, 버드나무의 학명(Salix)로부터 살리신(salicin)이라는 이름이 붙었다. 살리신은 체내에서 살리실산(salicylic acid)으로 대사되어 그 효과를 발휘한다. 그와는 별도로 서양하설초(西洋夏雪草, 그림 1)* 라는 식물의 잎에서 추출한 스피르산(酸)*도 역시 진통작용이 있다(이 물질의 이름은 지금도 일본에서는 약의

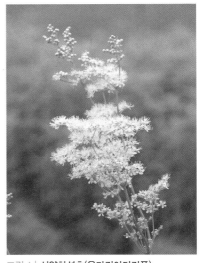

그림 1 | **서양하설초(울마리아터리풀)**
학명은 Filipendula ulmaria, 이전엔 Spiraea ulmaria라 불렸다. 이 식물의 잎에서 스피르산이 추출되었다.

상품명으로 남아 있다). 이후 연구를 통해서 살리실산과 스피르산은 완전 동일한 물질임이 밝혀지게 되었다. 이 살리실산, 즉 스피르산은 쓴 맛이 강하고, 구역이나 속쓰림을 일으켜 복용하기가 대단히 힘들었다.

19세기 후반, 독일 바이에르사(Bayer AG)의 화학자 펠릭스 호프만(Felix Hoffmann, 그림 2)은 류마티스 관절염을 앓던 자신의 아버지가 진통제 살

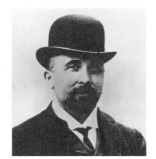

그림 2 | **호프만(Felix Hoffmann)**
아세틸살리신산(아스피린)이 항염증제라는 것을 발견했다.

---

역주

スピール산(酸). 흥미롭게도 스피르산이라는 명칭은 독일어 Spirsäure에만 남아있고, 영어에는 spiric acid란 명칭의 흔적이 없다.

리실산의 소화기계 부작용으로 괴로워하는 것을 보고서 불철주야 연구 끝에 1897년 살리실산에 아세틸기를 붙인 아세틸살리실산(acetylsalicylic acid)이 부작용이 적으면서 유용한 화학물이라는 것을 밝혀냈다(그림 3).

이 아세틸살리실산이 아스피린(aspirin)이다. A는 아세틸기의 a, spir는 처음으로 살리실산(=스피르산)을 발견한 식물의 이름 spiraea에서 유래한다. 당초의 명칭은 개발한 바이에르사의 상품명이었지만, 독일이 제 1차 세계대전의 패전국이 된 후 국제적인 상표권을 인정받지 못하게 되어 현재는 약품의 일반명(generic name)으로 쓰이게 되었다. 때로 혼동되지만 아스피린은 피린계(pyrine系, 피린 구조를 가진 화합물의 총칭) 약물이 아니다.

### ● 퍼즐이 풀렸다……힌트는 프로스타글란딘

20세기 들어서 전 세계에서 쓰이게 된 아스피린이었지만, 대체 어떤 기전으로 진통효과가 있는지는 반세기가 지나도 전혀 알 수 없었다. 통증을 억제하므로 마치 마취제와 같이 그 통증을 느끼고 있는 뇌에 작용할 것이라고 생각한 과학자도 많았다. 그러나 1950년대의 한 실험으로 아스피린에 대한 인식은 전환점을 맞이한다.

파크 데이비스 사(Parke Davis 社, 현재 Pfizer의 자회사)의 영국인 연구자 헨리 콜리에(Henry O.J. Collier)는 사전에 아스피린으로 처리한 기관(氣管, 후두에서 허파에 이르는 숨길)조직은 브라디키닌(bradykinin)이라는 물질의 자극에도 폐손상

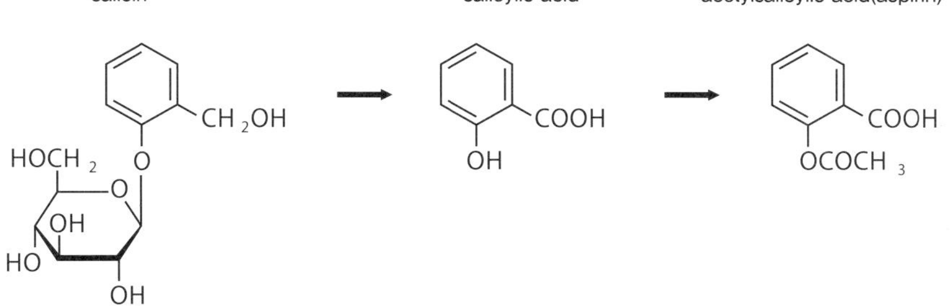

그림 3 | **살리신, 살리실산, 아스피린의 화학식**

이 발생하지 않는다는 사실을 보고 했다. 채취한 기관에는 신경이 이어져 있지 않으므로 아스피린은 신경에 작용하는 것이 아니라, 조직에 직접, 국소적으로 모종의 작용을 하고 있으리라 추측되었다.

그리고 1960년대 후반, 영국왕립외과학교의 프리실라 파이퍼(Priscilla J. Piper)와 존 베인(John R. Vane)은 흥미로운 실험을 했다. 모르모트의 폐에 계란흰자를 투여하면 쇼크를 일으킨다. 그 폐에서 만들어진 물질을 대동맥이나 기관에 투여하면 혈관이나 기관의 평활근은 강하게 수축한다. 즉, 쇼크에 의한 평활근수축은 모종의 매개물질에 의해 다른 곳으로 옮겨질 수 있다는 말이었다. 수축시키는 물질의 정체를 모르는 채, 그들은 그 물질을 RCS(rabbit aorta contracting substance : 토끼 대동맥 수축물질)이라는 이름을 부여했다. 하지만 이상하게도 계란흰자로 처리할 동물을 사전에 아스피린으로 전처치해 두면 그 반응이 나타나지 않았다.

그 때 베인에게 번뜩이는 생각이 떠올랐다. 이 RCS야 말로 앞서 소개한 프로스타글란딘(PG)이 아닌가 하는. 왜냐하면 1960년대에 들어 다양한 PG의 생리활성이 밝혀졌는데, 그 가운데는 혈관평활근의 수축과 같이 베인이 관찰한 RCS의 작용도 포함되어 있었기 때문이다. 베인은 직접 PG를 측정하기로 했다. 그리고 아스피린에 의해 PG합성이 억제됨을 확인했다(1971년). 이후 아스피린은 아라키돈산에서

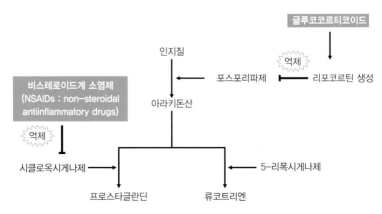

그림 4 | **아스피린과 프로스타글란딘 대사**
아스피린은 시클로옥시게나제를 억제하여 프로스타글란딘 생성을 막는다.

다양한 PG의 기본이 되는 $PGG_2$를 만드는 시클로옥시게나제라는 효소의 억제제임이 밝혀졌다(그림 4). 아스피린 발견으로부터 70여년이 소요된 것이었다.

진통제나 해열제 등과 같이 염증을 억제하는 약 중 아스피린의 사촌들을 비스테로이드성소염제(non-steroidal anti-inflammatory drugs : NSAIDs)라 부른다. 아스피린 발견 후 수많은 NSAIDs가 개발되었지만, 그 기본적인 작용이 시클로옥시게나제의 억제라는 점은 변함이 없다. 베인은 앞서 소개한 베르그스트렘, 사무엘손과 함께 1982년 노벨 생리의학상을 수상했다(그림 5).

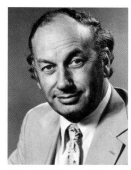

그림 5 | **베인(John R. Vane)**
아스피린이 프로스타글란딘 생산을 억제한다는 사실을 발견했다. 1982년 노벨 생리의학상을 수상.

### • 진통만이 아니었다

다양한 종류의 PG가 가진 작용은 여러 곳에 미친다. 따라서 그 합성을 억제하는 아스피린의 작용도 진통에 그치지 않는다. 예를 들어 PG의 사촌격인 트롬복산$A_2$(thromboxane$A_2$)는 혈소판을 강하게 응집시키므로 아스피린을 쓰면 혈소판응집을 방해할 수 있다. 아스피린이 혈전을 막는 목적으로 쓰이는 것은 이 때문이다.

아스피린에 의한 항혈전요법은 미국의 이비인후과 의사인 로렌스 크레이븐(Lawrence Craven)에 의해 제창되었다. 진통제로 아스피린을 복용하는 환자들에게서 출혈경향이 관찰된 것이 힌트가 되었다고 한다. PG가 발견되기도 전인 1950년대의 일이었다. 이런 목적으로 아스피린을 사용할 때는 소량만 쓰는 것이 포인트다. 대량의 아스피린은 혈소판응집을 막는 프로스타싸이클린($PGI_2$)의 합성마저 억제하기 때문에 항혈전작용이 상쇄되어 버린다.

### • 상부소화관장해를 피하기 위해

PG가 가진 또 하나의 작용은 위점막 보호작용이다. $PGE_2$나 $PGI_2$는 위점액의 분비를 촉진해 위점막을 위산으로부터 보호하고 있다. 아스피린 등의 NSAIDs에 의해 위가 손상되는 것은 점막보호작용을 가진 $PGE_2$나 $PGI_2$의 생산이 억제되기 때문이다.

 이러한 상부소화관장해를 경감하기 위해 위에서 녹지 않고 그대로 통과해 장에서 용해되는 장용정(腸溶錠), 간에서 대사되고 나서야 효과를 발휘하는 전구약물(prodrug), 또는 항문으로 삽입하는 좌약 등이 사용되어 왔다. 이 문제를 다른 방법으로 해소한 비교적 새로운 약물로는 시클로옥시게나제-2(COX-2) 억제제가 있다.

 시클로옥시게나제에는 2종류가 있다. 항상 일정한 양이 발현되는 COX-1과 필요한 경우 유전자에서 mRNA로 전사되어 합성되는 COX-2이다. 이 2개의 효소는 분업을 하고 있다. 예를 들어, 위점막 보호나 혈소판응집을 담당하는 효소는 COX-1, 염증을 주로 담당하는 것은 COX-2이다. 따라서 COX-2에만 작용하는 약이라면 소화기장애를 일으키지 않고도 염증을 억제할 수 있을 것이다. 셀레콕십(Celecoxib) 등의 COX-2 억제제는 이런 전략에서 태어난 새로운 NSAIDs이다.

**참고문헌**

- 藤村 一: "お釈迦様の楊技—アスピリン", 薬の発明 そのたどった途 2 (ファルマシアレビュー編集委員会編), 日本薬学会, p.1-12 (1988)
- 青木延雄: 血栓の話—出血から心筋梗塞まで, 中央公論新社 (2000)
- 池田康夫: 抗血小板薬の歴史と展望, 血栓止血誌, 19, 278-83 (2008)
- 山崎幹夫: 歴史の中の化合物—くすりと医療の歩みをたどる, 東京化学同人 (1996)
- ジョン・マン (竹内敬人 訳): 特効薬はこうして生まれた—"魔法の弾丸"をもとめて, 青土社 (2001)

 아스피린은 항혈소판제로서도 롱셀러이자 베스트셀러이다. 주작용인 진통작용의 기전조차 밝혀져 있지 않던 시대에 항혈소판제(antiplatelet)로서의 가능성을 발견한 크레이븐의 발상에는 그저 감탄할 따름이다.

**Column 6**

# 오이드(-oid)란?

테츠카 오사무의 만화 『우주소년 아톰』에 「로보이드」라는 제목의 에피소드가 있다. 과학이 진보한 어느 별에서 로봇들이 자녀마저 가질 수 있게 된다. 이 로봇의 진화형인 로보이드가 지구를 침략해 온다. 그들에 맞서 싸우는 아톰과 로봇 정예부대의 활약은……이라는 내용이다.

「로보이드」는 「로보트」와 「오이드」*를 조합한 테츠카 오사무의 조어(造語)이지만 이 「오이드」라는 것은 「…와 같은 것」 또는 「같은 부류」라고도 풀이되고, 라틴어로 「비슷한 것들」을 의미하는 접미어이다. 예를 들어 몽고로이드(황색인종), 코카소이드(백색인종) 등의 경우에도 쓰인다. 몽골인 동족들, 코카서스인 동족들이라는 의미이다. 약리학에서도 이 「오이드」는 많이 쓰인다. 약의 세계에서는 공통된 화학구조를 가진 물질을 가리키는 경우가 많다. 염기성 물질군인 알칼로이드(akaloid)나 20개의 탄소를 가진 지방산 유래 화합물인 에이코사노이드(eicosanoid) 등. 글루코코르티코스테로이드나 성호르몬이 스테로이드(steroid)라 불리는 것은 스테롤 구조를 포함하기 때문이다.

참고로 오피오이드(opioid)라는 물질은 모르핀 수용체와 결합해 모르핀과 같은 작용을 나타내는 물질군을 가리킨다. 체내에 있는 모르핀과 유사한 물질인 엔도르핀, 엔케팔린 등은 오피오이드에 속하지만, 모르핀과는 화학구조에서 차이가 있다. 즉, 오피오이드의 「오이드」는 구조가 아니라, 기능적인 면의 유사물을 의미한다. 참고로 「오피」 부분은 「오피움(opium) = 아편(阿片)」에서 유래했다.

---

역주

어원적으로 –oid는 연결모음 –o– 와 형상이란 뜻의 그리스어 eîdos(εἶδος)에서 유래한 것이다. eîdos는 '보다(see)'는 뜻의 인도유럽어원에서 비롯된 단어이다.

# Chapter 10

# 사료에서 찾은 혈액응고의 비밀

*와파린(warfarin)*

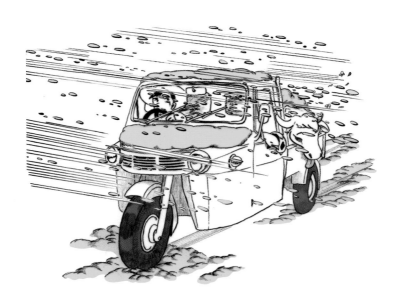

**겨**울 동안 비축한 사료를 먹은 소들이 차례차례 출혈증세로 쓰러진 이유는 무엇인가? 이것을 해명하기 위해 뛰어든 생화학자 링크는 마침내 혈액응고에 필요한 비타민의 작용을 길항하는 약에 도달한다.

* 지혈의 기전

상처에서 피가 나면 멎게 마련이다. 지혈(止血)이라 불리는 이 현상은 어떻게 해서 일어나는 것일까.

예를 들어 혈관이 다쳐서 출혈하면 먼저 거기에 혈소판이 모인다(혈소판응집). 이 응집은 빠른 단계에서 일어나므로 1차 지혈(primary hemostasis)이라고도 한다. 혈소판이 모이는 것만으로는 상처를 막기에 부족해서, 혈액 중에 있는 응고를 위한 단백질—응고인자(coagulation factor)라고 부른다—과 공동작업을 통해 굳은 혈액은 한층 더 견고해진다(2차 지혈, secondary hemostasis).

응고인자의 연계 플레이인 2차 지혈은 혈관내 응고인자의 상호작용에 의해 일어

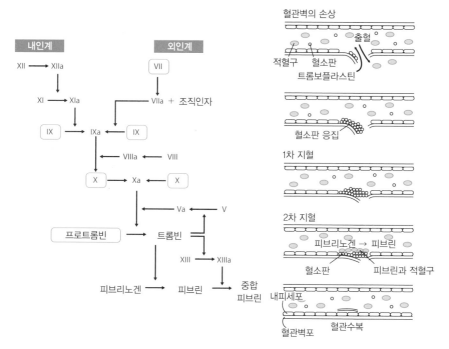

그림 1 | **응고인자 연쇄반응과 지혈과정**
왼쪽은 응고인자의 상호작용에 의해 중합 피브린이 형성되기까지를 표시. ☐로 둘러싸인 응고인자는 와파린(warfarin)에 의해 영향을 받는다. 오른쪽은 지혈과정을 보여준다.

나는 내인계(intrinsic pathway)와 혈관 외조직에 함유된 조직 트롬보플라스틴 (tissue thromboplastin)을 기점으로 하는 외인계(extrinsic pathway)로 되어 있다(그림 1). 두 경로는 하류에서 서로 만나서 최종적으로는 혈액중에 있는 피브리노겐(fibrinogen)이 트롬빈(thrombin)에 의해 피브린(fibrin)이 된다. 이렇게 만들어진 피브린들이 접착해서(중합) 물에 녹지 않게 변하고, 거기에 응집된 혈소판이나 적혈구가 얽혀 붙어서 제대로 된 피딱지가 형성된다.

응고인자는 피브리노겐(I 인자), 프로트롬빈(prothrombin, II 인자) 및 조직인자 (tissue factor, III 인자)와 같이 일반적으로 숫자를 붙이지 않고 부르는 것까지 포함해 전부 12 종류가 있다(응고인자는 XIII 인자까지 있지만 VI 인자는 존재하지 않는다. 또 응고인자 중 IV 인자는 단백질이 아니라 칼슘($Ca^{2+}$)이다. 대부분 간에서 생산된다.

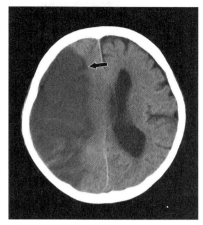

그림 2 | **뇌경색의 CT 사진**
심방세동이라는 부정맥 때문에 심장에 혈전이 생겨 뇌동맥을 막은 뇌경색의 예. 그림 왼쪽의 어두운 부분(화살표)에서 괴사가 일어났다. 와파린은 이런 뇌경색의 예방에 쓰인다. (사진제공 : 아이치현(県) 이치노미야(一宮)시민병원 松井義親)

응고인자는 출혈을 멈추는 중요한 역할을 맡지만, 경우에 따라 몸에 해로울 수도 있다. 가령 동맥경화 등으로 혈관내피의 표면이 손상되면 혈액이 들러붙기 쉬워져 혈관 안에서 피딱지(혈전)가 생겨버린다. 이렇게 되면 혈전이 혈액의 흐름을 끊거나, 혈류를 타고 멀리 가서 다른 조직의 혈관을 막아버릴 수도 있다(그림 2). 몸에 준비된 응고계가 도리어 해를 끼치는 경우에는 혈액이 굳는 것을 막을 필요가 있다. 응고인자의 작용을 멈추는 대표적인 약이 와파린(warfarin)이다.

### 소들의 출혈은 사료가 원인이었다.

와파린의 발견과 작용기전의 해명에는 동물 사료에 얽힌 2개의 에피소드가 있다.
1920년대 북미에서 겨울이 되면 소가 내장기관 출혈을 일으켜 죽어버리는 기이한 병이 발생해 낙농가의 속을 썩이고 있었다. 이 병이 사료로 쓰인 스위트 클로버(Sweet Clover)의 보존상태가 나빠서 일어난다는 사실은 이미 알려져 있었으며, 1930년대에 들어서는 이 출혈이 프로트롬빈 저하에 의한 것이라는 사실도 밝혀졌다.

1933년 미국 위스콘신주의 농부 에드 칼슨(Ed Carlson)은 매서운 겨울을 나기 위해 저장고에 비축해 두었던 스위트 클로버를 가축 사료로 사용하였다. 그러자 소들이 출혈을 일으키면서 죽어버렸다. 칼슨은 난처함을 호소하기 위해 300 킬로미터 떨어진 위스콘신주 농업검사장을 향해 죽은 소와 굳지 않는 혈액, 그리고 부패한 스위트 클로버를 트럭에 싣고 눈발 속을 운전했다.

공교롭게도 농업검사장은 주말에 근무를 하지 않았다. 그래서 칼슨은 근처 대학 농학부에 있는 생화학자 칼 링크(Karl P. Link)의 연구실 문을 두드렸다. 처음 보는 농부의 갑작스런 방문이었기에 링크는 아무 도움도 줄 수 없었다. 하지만 칼슨에 대한 동정심이 그의 연구열에 불을 지폈다. 링크는 6년의 세월을 들여서 대량의 부패

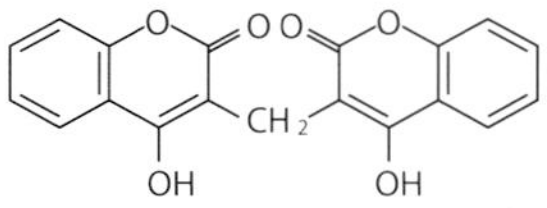


디쿠마롤

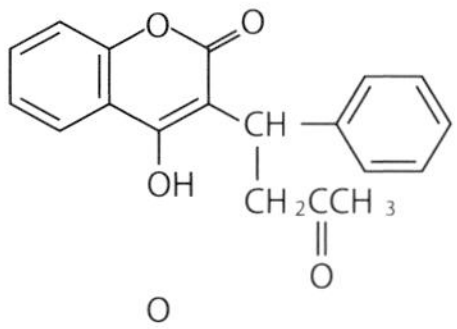


와파린

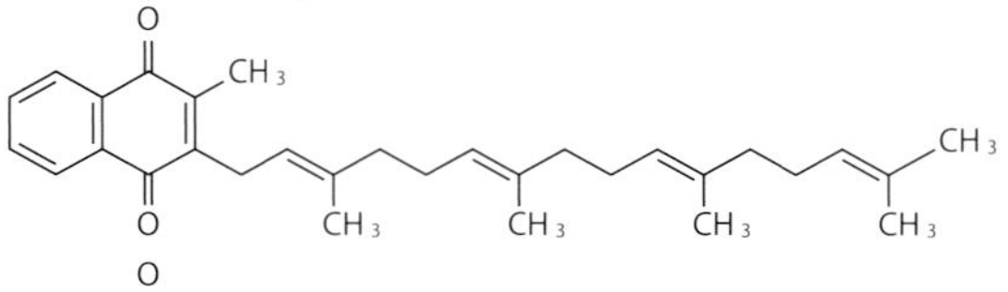


비타민 $K_1$

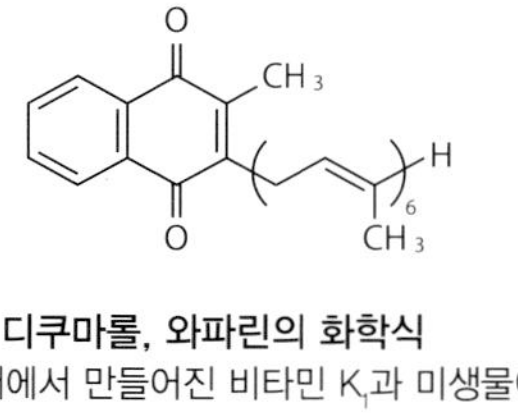


비타민 $K_2$

그림 3 | **비타민 K, 디쿠마롤, 와파린의 화학식**
비타민 K에는 생체내에서 만들어진 비타민 $K_1$과 미생물이 만들어낸 비타민 $K_2$가 있다.

한 스위트 클로버에서 디쿠마롤(dicumarol)이라 불리는 항응고물질을 정제하는 데
성공한다.

### ◦ 에테르에 녹여낸 성분…비타민 K의 발견

이 무렵 또 하나의 중요한 발견이 있었다. 지방을 제거하기 위해 에테르로 처리한
사료를 주면 병아리가 출혈을 일으킨다는 사실이었다. 덴마크의 수도 코펜하겐에서
콜레스테롤 대사를 연구하고 있던 헨릭 담(Henrik Dam)은 사료의 성분을 분석한
결과, 에테르에 녹아 소실된 미량성분이 혈액응고에 필요한 것이라는 착상을 했다.

그 성분은 이미 알려진 지용성 비타민인 비타민 A도 D도 아니었다. 이 새로운 비
타민은 독일어로 응고를 나타내는 Koagulation의 첫 글자를 따서 비타민 K라 이름
붙여졌다(담은 1943년 노벨 생리의학상 수상강연에서 당시 이미 K보다 앞의 알파벳
은 다 쓰이고 있어 비타민 K라 이름 붙였던 것이지 Koagulation의 첫 글자와 같은 것

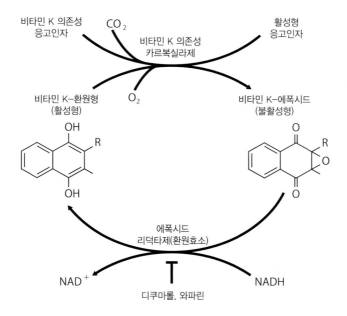

그림 4 | **응고인자의 번역후수식에 미치는 디쿠마롤 및 와파린의 효과**

은 단지 우연이라 했다).

소와 병아리의 사료에 얽힌 2개의 발견은 디쿠마롤과 비타민 K의 구조가 밝혀지자 대단히 관계 깊은 것임이 자명하게 드러났다. 이 2개의 분자는 구조적으로 꼭 닮은 것이었기 때문이다. 발견된 디쿠마롤은 살서제(殺鼠劑)로서 쥐를 없애는 목적으로 쓰였다. 그리고 후에 디쿠마롤의 유도체로서 개발된 와파린은 의약품으로 응용되어 혈전이나 경색의 예방적 치료에 널리 쓰이게 되었다.

디쿠마롤이나 와파린이 응고를 막는 기전은 다음과 같다. 1차적으로 만들어진 아미노산 체인이 효소처리를 통해 화학적으로 당화나 인산화 등의 변화를 겪는 응고인자의 번역후수식(posttranslational modification)은 비타민 K 의존성 카르복실라제(vitamin K-dependent carboxylase)와 같이 비타민 K를 필요로 하는 효소에 의해 이루어진다. 이 효소에 의해 불활성화된 비타민 K를 재활용하기 위해서는 에폭시드 리덕타제(vitamin K epoxide reductase)로 다시 환원시켜야 한다. 디쿠마롤이나 와파린은 이 과정에서 「비타민 K 짝퉁」으로 작용해 비타민 K 대신에 이 효소를 차지하고 기능을 방해해서 응고인자의 번역후수식 과정을 멈춰 버린다.

「비타민 K 짝퉁」으로 작용하는 와파린은 비타민 K를 풍부하게 함유한 식품을 먹

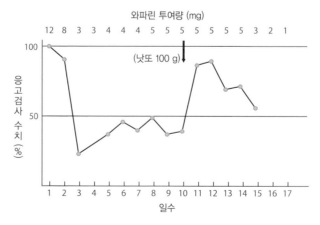

그림 5 | 낫또로 인한 와파린 작용의 소실
세로축의 응고검사수치는 와파린의 효과를 나타내는 혈액검사이다. 100 g의 낫또(작은 팩으로 2개 분량 정도)을 먹으면 와파린의 효과는 수일에 걸쳐 억제되고 만다.

으면 비타민 K의 기세에 압도되어 효과를 상실해 버린다. 그 대표가 낫또이다(역주-우리나라의 청국장도 마찬가지). 낫또는 비타민 K를 대량으로 함유하고 있을 뿐만 아니라 낫또균이 장내에서 지속적으로 비타민 K를 합성한다. 그래서 와파린을 복용하는 경우에는 낫또를 멀리하지 않으면 안 된다(그림 5).

### 참고문헌

- H. DAM : 'The discovery of vitamin K, its biological functions and therapeutical application', 1943년 노벨 생리의학상 수상강연
  http://www.nobelprize.org/nobel_prizes/medicine/laureates/1943/dam-lecture.pdf
- 靑木延雄: 血栓の話—出血から心筋梗塞まで, 中央公論新社 (2000)
- 齋藤英彦: 抗凝固藥の歷史と展望, 血栓止血誌, 19, 284-91 (2008)
- 三輪史朗: 血液の話 その病気と治療, 中央公論社 (1998)
- 高田明和: 血栓の話 体内で固まる血液のふしぎ, 朝日新聞社(1994)

헨릭 담이 병아리를 고른 것은 사료에 따라 생육의 지연이 현저히 나타나리라 생각했기 때문이었다. 운이 좋게 병아리는 혈액응고를 관찰하는 데도 적합했다. 동물실험에서는 어떤 종을 선택할 것인가가 실험의 성패를 가르는 경우도 있다.

# Chapter 11

# 신경전달물질의 리싸이클링

*항우울제와 코카인*

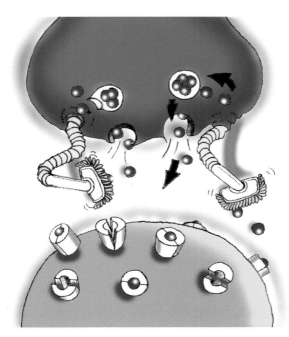

**신**경 정보를 전달하는 물질 중에는 방출 후에 재이용되는 것이 있다. 액설로드(Axelrod)가 발견한 이 리싸이클링 기전은 삼환계 항우울제나 흥분제인 코카인의 약효를 설명하는 것이었다.

신경세포의 정보는 시냅스 종말에서 신경전달물질을 방출함으로써 전해진다. 그러면 전해진 정보를 오프(off)시키는 기전은 어떻게 되어 있을까? 아세틸콜린(acetylcholine)을 예로 들자면 전해진 정보는 효소에 의해 분해됨으로써 소멸된다. 아세틸콜린은 시냅스 종말에서 방출되어 수용체와 결합한 후, 아세틸콜린에스테라아제(acetylcholinesterase, 줄여서 콜린에스테라아제(cholinesterase)라 부르는 경우도 많다)라는 효소에 의해 그 자리에서 분해된다. 당초 이러한 시냅스 간극에서의 효소분해는 신경전달을 오프(off)하는 보편적인 기전으로 여겨졌지만 노르아드레날린, 도파민, 세로토닌 등의 신경전달물질들은 사정이 달랐다.

효소에 의한 분해와는 별도로 신경전달물질을 불활성화하는 별도의 기전을 해명하여 1970년 노벨 생리의학상의 영광을 차지한 사람은 미국국립보건연구원(NIH)의 줄리어스 액설로드이다(그림 1). 액설로드는 뉴욕에 사는 가난한 폴란드계 유태인 가정에서 태어났다. 경제적인 이유와 인종적 편견 때문에 의사가 되겠다는 꿈을 이루지 못하고 실험기사로서 뇌내 아민대사 실험에 종사하고 있었다. 고학 끝에 박사가 된 것은 40세를 넘어서였다. 박사학위를 취득한 액설로드가 연구 테마로 선택한 것은 모노아민(monoamine)계 신경전달물질인 노르아드레날린의 대사였다.

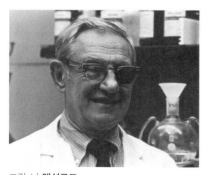

그림 1 | **액설로드**
신경전달물질이 재흡수(reuptake)되는 것을 발견. 1970년에 노벨 생리의학상을 수상. 수상이유는 「신경종말에서의 체액성 전달물질(humoral transmittors) 발견과 그 저장, 방출, 불활성화의 기전에 관한 발견」

### • 결핵약으로 우울증이 호전되다

노르아드레날린 분해효소 가운데 하나로 모노아민 산화효소(monoamine oxidase, MAO)란 것이 있다. MAO에 의한 신경전달물질의 분해를 연구하고 있던 미국 노스웨스턴(Northwestern) 대학의 앨버트 젤러(Albert Zeller)는 이 효소를 억제하는 물질을 찾던 중, 결핵약인 이프로니아지드(iproniazid)가 MAO를 억제한다는 것을 발견했다. 이 약물을 쥐에 투여하면 뇌내 모노아민인 노르아드레날린이나 세로토닌의 함량이 높아진다. 한편, 이프로니아지드를 복용하는 결핵환자가 행복감을 느낀다는 것은 경험적으로 알려져 있었다. 이런 결과들을 바탕으로 '우울증은 뇌내 아민의 결핍에서 비롯된다' 라는 아민 가설이 세워졌다.

이런 상황에서 미국의 정신과 의사 네이선 클라인(Nathan S. Kline)은 이프로니아지드를 우울증 치료에 이용했다. '이프로니아지는 뇌내 아민의 분해를 억제해 그 농도를 증가시킴으로써 우울증을 호전시킬 수 있겠다' 라는 생각에서였다. 결과는 확실히 클라인의 예상과 같았으며, MAO억제제는 우울증의 치료에 쓰이게 되었다(현재 MAO억제제는 그 부작용 때문에 쓰이지 않는다).

그런데 MAO에는 하나의 수수께끼가 있었다. 신경전달을 오프(off) 하기 위해서라면 MAO는 시냅스 간극, 즉 세포외부에 존재하지 않으면 안 된다. 그런데 이상하게도 이 효소는 세포내소기관(미토콘드리아의 외막)에 있었다. 시냅스 간극에 존재하여 아세틸콜린을 분해하는 콜린에스테라아제(그림 2의 오른쪽)와는 어딘가 다른 것이다.

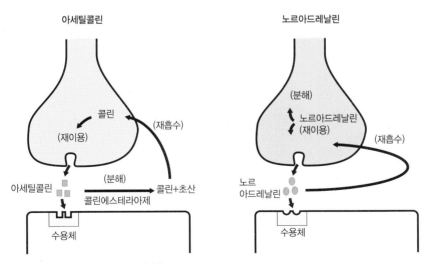

**그림 2 | 신경전달물질의 분해와 재이용**
아세틸콜린은 분비된 후에 시냅스 간극에서 바로 분해된다(왼쪽). 한편, 노르아드레날린은 신경종말에서 재흡수된다(오른쪽).

### ◦ 노르아드레날린은 어디로 갔을까?

액설로드는 방사성 트리티움($^3$H)으로 표지한 노르아드레날린을 고양이에 주사하여 표지물질이 여러 장기로 흡수되는 현상을 관찰했다. 노르아드레날린을 주사하면 일시적으로 교감신경을 자극한 것과 같은 반응이 일어난다. 그런데 고양이가 주사에 반응하는 시점의 샘플과 반응이 소실된 직후의 샘플을 비교해 보아도 장기(臟器)로 재흡수된 방사능은 거의 변화가 없었기 때문에 대사가 일어났다는 증거는 없었다.

다음 단계로 액설로드는 흡수된 장기에 이어진 교감신경을 미리 끊어 보았다. 그러자 방사능이 장기로 재흡수되는 현상이 관찰되지 않았다. 노르아드레날린은 도대체 장기의 어디로 흡수된 것일까?

액설로드는 오토라디오그라피라는 방법을 전자현미경에 응용하여 주사한 방사능의 행방을 검토함으로써 교감신경을 절단하면 노르아드레날린의 흡수가 없어진다는 사실을 증명했다.

### ◦ 재흡수가 바로 전달의 브레이크

일련의 실험을 통해 액설로드는 다음과 같이 추론했다. 교감신경의 종말은 합성된 노르아드레날린을 분비할 뿐만 아니라 분비한 노르아드레날린을 다시 재흡수한다. 세포내 MAO에 의한 노르아드레날린의 분해는 이 재흡수 후에 일어나는 것이다. 따라서 재흡수는 노르아드레날린에 의한 전달을 오프(off)시키는 브레이크로서 작동한다(그림 2. 오른쪽). 교감신경을 절단한 동물에 노르아드레날린을 주사하면 극히 격렬한 반응(hypersensitivity)이 일어나는 것도 재흡수에 의한 브레이크가 작동하지 않았기 때문이라 해석할 수 있지 않을까.

액설로드는 이 생각을 뇌신경에도 적용하려 했다. 노르아드레날린을 주사해도 뇌까지는 도달하지 않기 때문에 당초 이것을 직접 실험적으로 확인하는 것은 불가능했다. 하지만 이후 측뇌실(lateral ventricle)이라는 부분에 방사성 노르아드레날린을 주입하는 실험법이 개발되자 재빨리 그것을 응용해 뇌에서도 노르아드레날린의 재흡수 현상이 일어나는 것을 증명했다.

### 재흡수를 막으면 우울증이 개선된다

액셀로드는 이 신경전달물질의 재흡수능에 대해 여러 종류의 약제를 검토하여 이미프라민이라는 물질에서 재흡수 억제작용을 발견했다.

이미프라민은 정신분열병의 치료제인 클로르프로마진의 유도체로 스위스의 가이기 화학사(Geigy AG)에서 합성되었지만 목표로 하던 정신분열병에는 똑부러진 효과가 없어 기대를 져버린 화합물로 여겨졌다. 그러나 스위스의 정신과의사 롤란트 쿤(Roland Kuhn, 그림 3)은 이 약이 우울증 치료에 효과가 있음

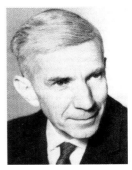

그림 3 | **쿤(Roland Kuhn)**
이미프라민을 우울증 치료에 사용했다.

을 알아냈다. 액셀로드는 기전이 불명확한 이 정신작용약이 신경전달물질의 재흡수를 억제한다는 사실을 증명하였다.

이미프라민이 신경전달물질의 재흡수를 억제한다는 액셀로드의 실험결과는 항우울제 개발전략에 큰 전환을 가져왔다. 그 때까지 뇌내의 아민 함량이 부족해지면 우울증이 되므로 보충이나 분해억제로 함량을 증가시키면 낫는다는 생각이 주류였다. 이에 대해 '방출된 전달물질의 재흡수를 억제하면, 아민 함량을 직접 변화시키지 않고도 신경전달물질을 유지할 수 있다' 라는 전략(strategy)을 바탕으로 우울증 치료제에 새로운 장이 열린 것이다. 이미프라민 그룹(삼환계 항우울제, Tricyclic antidepressants, TCAs)만이 아니라 후에 개발된 선택적 세로토닌 재흡수 억제제(SSRI, selective serotonin re-uptake inhibitors)나 세로토닌－노르아드레날린 재흡수 억제제(SNRI, serotonin－norepinephrine reuptake inhibitors)도 액셀로드의 발견에서 출발한 약물이라 할 수 있다.

신경전달물질의 재흡수를 억제하는 물질은 항우울제뿐만이 아니다. 한 예로 코카인(cocaine)이 있다. 코카인은 코카나무(그림 4)의 유효성분이고, 이 식물은 잉카시대부터 흥분제로서 전통적으로 쓰여 온 것이다. 코카인의 흥분작용 가운데 적어도 일부는 도파민 재흡수 억제에 의한 것이다.

코카인은 말초신경에 마취작용을 보임과 동시에 중추신경에 대해서는 각성·흥분작용이 있어 약물남용을 일으키기 때문에 법률적 통제하에 있다. 아르헨티나의

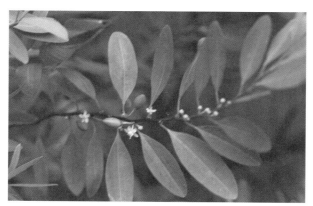

그림 4 | **코카 나무**
코카인은 이 식물의 잎에서 추출된다.

축구선수로서 국민적인 스타였던 디에고 마라도나(Diego Armando Maradona)가 코카인 중독으로 출장정지 처분을 받거나 불가피하게 장기입원생활을 했던 것을 기억하는 독자들도 있을 것이다.

**참고문헌**

• J. Axelrod: "Noradrenaline: Fate and Control of Its Biosynthesis", http://www.nobelprize.org/nobel_prizes/medicine/laureates/1970/axelrod-lecture.pdf
• Solomon H. Snyder (佐久間 昭 訳) : 脳と薬物, 東京化学同人 (1990)
• 井上 堯子: 乱用薬物の化学, 東京化学同人 (2003)

코카콜라는 19세기 후반에 미국의 존 펨버튼(John C. Pemberton)이라는 약제사가 만든 청량음료이다. 당시 원료에는 코카 잎이 사용되었고 코카인도 함유되어 있었다고 한다. 물론 지금의 코카콜라에는 코카인이 없다.

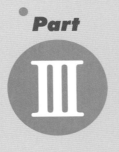

**Part**

**III**

# 의도하지 않은 발명

약 2천년 동안 파묻혀 있던 고대 로마시대 유적을 런던시내에서 발굴해 준 것은
다름 아닌 제2차 세계대전 중 독일군의 폭격이었다.

# Chapter 12

# 틀린 것도 정도가 있지

## 탄산리튬과 시스플라틴

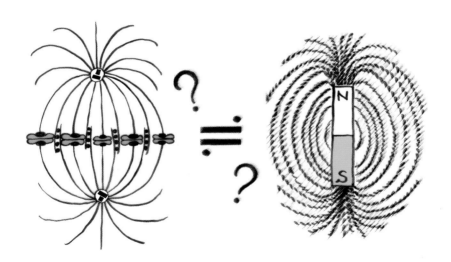

**완**벽한 실험가설 따위는 세우지 않아도 된다. 탄산 리튬이나 시스플라틴 발견에 얽힌 이야기는 연구자들에게 그런 기분이 들게 한다. "그런 바보같은…" 이라는 아이디어가 신약개발로 이어진 것이다.

순 전히 우연에 의한 신약발견이라는 케이스는 결코 드물지 않다. 그 중에는 단순히 우연일 뿐 아니라 터무니없는 착각에서 성공한 경우도 있다. 조증(躁症)치료에 사용되는 탄산리튬이나 항암제 시스플라틴 등의 백금제제는 상식 밖의, 그것도 틀린 가설에서 태어났다.

조증이라는 정신질환이 있다. 우울증과는 대척점에 있다고 하면 좋을까. 우울증에서는 괴로움이 끊이지 않아 어두운 기분이 되지만, 조증상태에서는 반대로 쾌활해져 때로는 손을 쓸 수 없게 되는 경우도 있다. 저자는 의대생시절 정신과 병동실습 중에 조증환자가 '학생, 고민이 있으면 뭐든 말해봐' 라고 눈앞에서, 그것도 소리치듯이 몇 번이나 되풀이하던 것을 잊을 수 없다.

## • 틀린 가설이 쌓여서 생겨난 의외의 결과

1940년대 호주의 정신과 의사 존 케이드(John F.J. Cade, 그림 1)는 '정신질환의 원인이 되는 독성물질은 소변으로 배설된다' 라는 가설을 세웠다. 이것을 동물실험으로 확인하기 위해 다양한 정신질환 환자의 소변을 농축해서 모르모트에 주사했다. 그랬더니 조증환자의 소변을 주사한 모르모트에서 사망수가 근소하게 많았다. 이 결과로부터 케이드는 문제의 독성물질이 요소가 아닐까 하는 가설을 세우고 요소 수치를 측정해 보았다. 그러나 정상소변과 환자소변의 요소 수치는 차이가 없었다.

그래서 다음으로 요산이 독성 영향이 있는 것이 아닐까 하는 가설을 세우고 요산을 모르모트에게 주사하려 했다. 그러나 요산은 물에 녹지 않기 때문에 금속염으로 만들어 녹이기로 했다. 여기서 선택된 것이 리튬염(鹽)이었다. 그런데 요산리튬(lithium urate)을 주사하자 어째서인지 모르모트가 온순해졌다. 요산리튬에 의한 진정효과를 확인한 케이드는 대조실험용으로 썼던(즉, 효과가 없어야 할) 탄산리튬에서도 같은 작용이 나타난 것에 깜짝 놀랐다. 즉, 진정작용이 있었던 것은 요산이 아니라 리튬이었던 것이다.

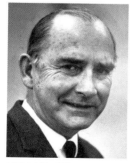

**그림 1 | 존 케이드**
틀린 가설을 바탕으로 한 우연한 결과로부터 탄산리튬이 조증치료에 유효하다는 것을 발견했다.

이제 소변에 함유된 독성물질 따위 어찌돼도 상관이 없어졌다. 케이드는 이런 극히 예비적인, 또는 불충분하다고도 할 수 있는 실험결과를 바탕으로 이번에는 탄산리튬을 몇 가지 정신질환의 치료에 시험하기로 했다. 그리고 조증환자에 대한 효과가 탁월할 것이라 확신했다. 특기할 만하게도 종래의 조증치료약이 말하자면 우울에 빠지게 함으로써 효과를 보이는 것에 반해 리튬은 조증상태만을 개선했다.

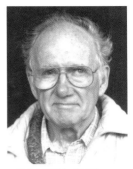

그림 2 | 모겐스 스코우
파묻힐 뻔한 케이드의 보고를 임상시험으로 증명해 세상에 알렸다. 「Paul Grof:Obituary, Morgens Schou (1918–2005), Neuropsychopharmacology, 31, 891–892(2006) ⓒAmerican College of Neuropsychophar-macology에서 전재」

이 놀랄만한 결과를 케이드는 호주의 의학잡지에만 보고했기 때문에(1949년), 리튬의 유용성이 의학계에 인지되기까지는 다시 몇 년의 시간이 걸렸다. 당시의 호주는 학술계의 변방이었기 때문이다. 케이드의 발견을 발굴해 발전시킨 것은 덴마크의 모겐스 스코우 (Mogens Schou, 그림 2)이다. 그는 케이드의 보고를 읽고서 이중맹검을 통해 그 유효성을 확고히 했다(1954년). 케이드의 발견으로부터 이미 60년이 지났지만 리튬의 분자적 작용기전은 현재까지도 확실히 밝혀지지 않았다.

## 겉모습이 비슷하다는 이유만으로: 세포분열과 전자기(電磁氣)현상

금속과 관련된 약이면서 역시 완전히 잘못된 가설로부터 발견된 또 다른 예로 백금제 항암제를 들 수 있다. 계기는 미국 미시간주립대학에 있던 바넷 로젠버그 (Barnett Rosenberg)가 착안한 어느 황당무계한 아이디어였다.

세포분열시에 2배로 늘어난 염색체는 2열로 늘어서서 튜불린(tubulin)이라는 단백질이 중합하여 만들어진 방추사에 의해 견인된다. 이 현상이 막대자석 주변에 쇳가루가 늘어선 모습과 외관상 비슷하다고 생각한 로젠버그는 직관적으로 세포분열이 전자기현상에 의한 것이라는 가설을 세웠다. 그래서 그는 배양한 대장균에 전류를 흘리며 그 성장을 조사했다. 전류를 통하기를 2시간, 대장균은 분열을 멈추고 몇 배나 부풀어 올랐다.

로젠버그의 가설이나 예상은 돌이켜 보면 완전히 빗나간 것이었다. 그 이유는 당시 대장균의 세포분열을 정지시켰던 것은 전류와는 무관하게도 전극으로 쓰인 백금에서 유래한 물질이었기 때문이다.

$$\begin{array}{ccc} Cl & & NH_3 \\ & Pt & \\ Cl & & NH_3 \end{array}$$

그림 3 | **시스플라틴의 화학식**
백금원자에 염소와 암모니아가 2개씩 cis 위치에 배위하고 있다.

당초 그는 백금이 화학적으로 극히 안정된 금속이라 믿고 있었다. 그러나 실제로는 백금이 배지(培地, culture medium, 세균배양을 위해 영양을 함유한 액체)의 염화암모늄과 반응하여 헥사클로로 백금산 암모니움이라는 물질로 변해 버렸다. 이 사실을 깨달은 로젠버그는 이 물질이 다시 빛에 의해 변화된 cis-디아민 백금디클로로리드(cis-diamminedichloroplatinum)가 바로 세포분열을 억제한 물질의 정체임을 밝혀냈다(1964년). 이것이 시스플라틴(cis-platin)이라는 이름으로 알려진 항암제이다(그림3).

시스플라틴과 그 관련제제는 백금제제 또는 항암성 백금제제 등의 이름으로 총칭된다. 시스플라틴은 비뇨생식계의 악성종양, 특히 정상피종(seminoma, 그림 4) 등의 정소종양에 효과가 있다. 백금제제는 DNA의 구아닌(guanine)기에 공유결합

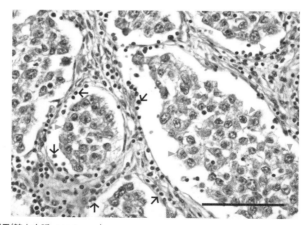

그림 4 | **정상피종(精上皮腫, seminoma)**
정자의 기원이 되는 세포(정조세포)가 종양화한 것. 큰 세포가 종양(▶). 림프구 침윤(→)도 보인다. 시스플라틴의 등장으로 이 질환의 예후는 한 단계 높아졌다. 축척자는 100 μm를 나타낸다. (사진제공 : 아이치(愛知)의과대학 橫井豊治)

함으로써 DNA 사슬 사이에 가교(crosslink)를 형성하여 DNA를 손상시킨다.

대학 강의에서 이런 착오로부터 시작된 신약발견에 대해서 얘기하면 별안간 눈을 반짝이는 것은 우등생이라고는 할 수 없는 학생들이다. '우리도!'라는 기대가 머리 한 구석을 지나가기 때문일까. 이런 학생들은 어째서인지 남자가 많다. 물론 어떤 이유든 의욕이 솟아나는 것은 좋은 일이다.

설령 잘못된 가설에 기초한 실험이라도 그 결과에 대한 관찰안이 뛰어나면 큰 발견으로 이어질 수 있다. 더구나 케이드의 경우에는 실험례가 적었음에도 불구하고 리튬을 이용한 결과를 정확하게 기재했기에 후에 공적을 인정받았다. 로젠버그의 경우에는 백금과 염화암모늄이 반응해 생긴 화합물을 세심하게 꼼꼼하게 분석해서 완전히 새로운 항암제로 가는 길을 개척할 수 있었던 것이다(저자는 강의 끝에 이렇게 덧붙이는 것을 빠뜨리지 않는다).

**참고문헌**

- 会沢孝雄:〈偶然性と閃きと－炭酸リチウム〉, 薬の発明 そのたどった途 3 (ファルマシアレビュー編集委員会編), 日本薬学会, p.107–119 (1990)
- Royston M. Roberts (安藤喬志 訳) セレンディピティー――思いがけない発見・発明のドラマ, 化学同人 (1993)
- Wallace Ironside:〈Cade, John Frederick Joseph (1912–1980)〉, Australian Dictionary of Biography, Vol 13, Melbourne University Press, P.330–331 (1993)
- 田中 亘:〈貴金属変じて薬と化す－シスプラチン〉, 薬の発明 そのたどった途 3 (ファルマシアレビュー編集委員会編), 日本薬学会, p.27–37 (1990)
- Solomon H. Snyder (佐久間 昭 訳) : 脳と薬物, 東京化学同人 (1990)
- John Mann (竹内敬人 訳): 特効薬はこうして生まれた〈魔法の弾丸〉をもとめて, 青土社 (2001)

> 케이드는 쓸 수 없게 된 병원의 주방을 실험실 대용으로 쓰면서 모르모트에게 리튬을 투여하는 실험에 열중했다고 한다. 어쩐지 현실과 동떨어진 것 같지만 그래도 부러운 이야기다.

# Chapter 13

# 노벨도 자신의 치료에 사용했다

*니트로글리세린*

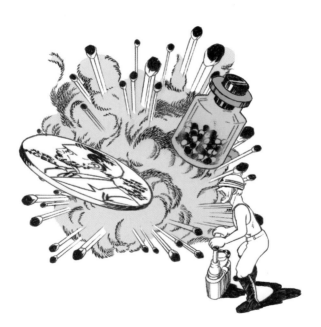

●**화**약공장의 근로자들이 호소했던 두통은 혈관확장 때문이었다. 그럼 관상동맥도 넓어질 수 있지 않을까. 니트로글리세린의 의약적 응용은 이렇게 시작되었다.

니트로글리세린은 폭약과 치료약이라는 2가지 얼굴을 갖고 있다. 19세기 중반 니트로글리세린을 다이나마이트라는 폭약형태로 출시하여 대성공을 거둔 이가 노벨상으로 유명한 스웨덴의 알프레드 노벨(Alfred B. Nobel)이다. 한편 니트로글리세린은 협심증 치료약으로 쓰였던 역사도 길며 노벨 자신도 만년에는 니트로글리세린 치료에 신세를 졌다.

### 니트로글리세린의 발견

니트로글리세린은 1847년 아스카니오 소브레로(Ascanio Sobrero)라는 이탈리아의 화학자가 질산과 황산에 글리세린을 혼합해 만든 것이다. 니트로글리세린은 가열하면 극히 강한 폭발성을 보인다. 게다가 가벼운 충격에도 쉽게 폭발하는, 정말 다루기 힘든 물건이었다.

노벨은 이것을 규조토에 흡수시켜 안정된 상태로 만들고, 다이나마이트라는 이름의 화약으로 출시하여 거대한 부를 얻을 수 있었다. 다이나마이트는 토목공사를 한 단계 진보시켰지만, 전쟁에서는 무서운 병기(兵器)가 되고 말았다. 평생 독신으

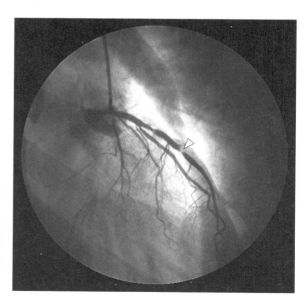

그림 1 | **협심증에서 보이는 관상동맥 협소화**
(왼쪽)심장에 산소를 운반하는 혈관(관상동맥)이 ▷표시 부분에서 좁아져 있다. (오른쪽)니트로글리세린 투여로 혈관이 확장되었다. (사진제공 : 아이치현 이치노미야(一宮)시민병원 松井義親)

로 지낸 노벨의 유언으로 그의 유산은 노벨 재단설립에, 그 이자는 노벨상의 상금으로 쓰이고 있다.

### · 폭약을 의약품으로

니트로글리세린의 약효는 어떻게 알려진 것일까? 격렬한 폭발성 외에 니트로글리세린에는 또 하나의 신기한 성질이 있었다. 그것은 화약공장에서 일하는 인부들이 강한 두통이나 두근거림을 심하게 호소하는 것이다.

미국 필라델피아의 하네만(Hahnemann) 의과대학에 있던 콘스탄틴 헤링(Constantine Hering)은 이 혈관확장 작용에 주목해 협심증 치료에 응용할 것을 제안했다(1853년).

협심증은 심장에 산소를 보내는 관상동맥이라는 혈관이 가역적으로 좁아지는 상태이다(그림 1, 왼쪽). 그러나 니트로글리세린이 협심증약으로 인정받기까지는 헤링의 제창으로부터 20여년의 시간이 필요했다. 다이나마이트의 주성분인 니트로글리세린이라는 '폭약'을 '의약품'으로 사용하자는 제안은 아무래도 꺼려졌던 것

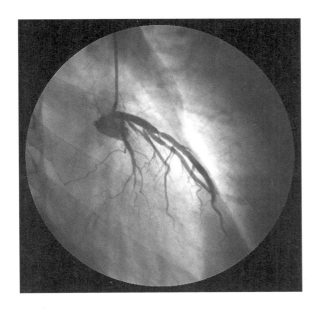

같다.

게다가 치료에 임한 의사들을 곤혹스럽게 한 점이 있었다. 그것은 투여방법에 따라 약효의 차이가 크다는 사실이었다. 니트로글리세린은 입안에서 녹여 혀의 아랫면에 있는 혈관으로 흡수시키면 바로 효과를 나타내지만, 그냥 삼켜버리면 그 효과를 볼 수 없었다. 이것은 니트로글리세린이 간에서 쉽게 파괴되기 때문이다(약리학적인 용어로 초회통과(first-pass) 효과가 크다는 것이다).

### ∘ 평활근의 cGMP가 기전해명의 열쇠

이렇게 니트로글리세린은 상당히 일찍부터 협심증약으로 쓰여 왔음에도 불구하고 어떤 기전으로 작용하는지는 그 후 100년 동안이나 수수께끼였다. 해명의 조짐이 보인 것은 1970년대의 일이다.

미국 버지니아대학의 페리드 머래드(Fried Murad)는 cAMP를 발견한 얼 서덜랜드(Earl W. Sutherland)의 문하에서 공부한 후 또 하나의 고리모양 누클레오티드(cyclic nucleotide)인 cGMP를 생산하는 효소, 구아닐산고리화효소(guanylate cyclase)에 대한 연구에 착수했다. 머래드는 우연하게도 보존제로 첨가한 아지드

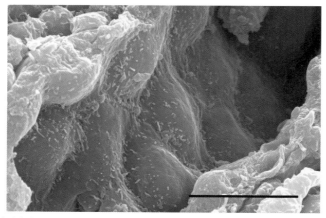

그림 2 | **혈관내피세포**
쥐의 림프절에 있는 소정맥(小靜脈)을 전자현미경으로 관찰한 것. 혈관내면을 보도블럭 모양으로 덮고 있는 내피세포가 NO를 생산해 혈관을 확장시킨다. 축척자는 10 μm를 나타낸다. (사진제공 : 関西医療대학 東家一雄)

화나트륨(sodium azide)이 이 효소를 활성화시킨다는 사실을 발견했다. 이후 니트로글리세린 역시 cGMP를 증가시킨다는 것이 밝혀졌다. 구아닐산고리화효소(guanylate cyclase)를 활성화시키는 물질은 모두 장관 및 기도의 평활근을 이완시킨다는 공통점을 갖고 있었다. 머래드는 이 물질들이 평활근에 직접 작용하는 것이 아니라 구아닐산고리화효소를 활성화시킴으로써 cGMP를 증가시켜 평활근을 이완시킨다는 사실까지 밝혀냈다.

기묘하게도 머래드의 발견은 뉴욕 다운스테이트 메디칼센터(Downstate Medical Center)에 있던 로버트 파치고트(Robert F. Furchgott)의 혈관실험 결과와 맞아떨어지게 된다. 1978년 파치고트의 실험기사였던 데이비드 데이빗슨(David Davidson)은 노르아드레날린으로 혈관의 수축성을 확인한 후 카르바콜(아세틸콜린과 유사한 물질)의 작용을 보기 위한 실험을 수행하고 있었다. 하지만 데이빗슨은 노르아드레날린으로 수축된 혈관을 세척하는 작업을 빠뜨린 채 그대로 카르바밀콜린을 투여했다. 그러자 혈관은 확장되었다.

이 결과를 재현하기 위해 파치고트의 연구진은 절단된 혈관에 아세틸콜린을 투여해 봤지만 아무리 해도 일치된 결과를 얻지 못했다. 결국 그 차이는 혈관 표본을 만들 때 혈관을 잘라내는 방식과 관계 있으며 혈관의 내면을 덮는 내피세포(그림2)가 탈락하면 카르바콜의 효과가 없어짐을 알게 되었다(1980년). 이상의 결과를 바탕으로 내피세포가 생성되는 모종의 혈관확장물질이 상정되었다. 극히 불안정한 그 물질에는 내피세포유래확장인자(endothelium-derived

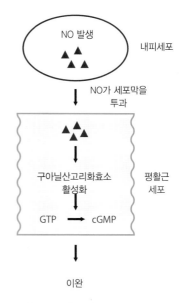

그림 3 | **NO에 의한 평활근 이완작용**
내피세포에서 발생한 NO는 평활근세포로 이행하여 구아닐산고리화효소(guanylate cyclase)라는 효소를 활성화한다. 이 효소의 작용으로 GTP가 cGMP로 변환되고 그 결과 평활근 이완이 일어난다.

relaxing factor, EDRF)라는 이름이 붙여졌다. 하지만 여전히 그 정체는 알아낼 수 없었다. 수수께끼의 물질 EDRF에 대해서 그가 얻은 하나의 실마리는 그 물질이 평활근의 cGMP를 증가시킨다는 것이었다.

### • 몸속에서 NO를 만들고 있다

이런 경위로 해서 머래드는 당초 EDRF는 체내에서 만들어진 질산염이 아닐까 추측했다. 결국 파치고트와 UCLA의 루이스 이그나로(Louis J. Ignarro), 영국 생어 연구소의 살바도로 몬카다(Salvador Moncada)는 EDRF가 NO 그 자체라는 결론을 얻는다. 즉, 내피에서 만들어진 NO가 세포막을 통과하여 평활근세포의 구아닐산고리화효소를 활성화하여 GTP(구아노신 3인산)을 기질로 cGMP의 생산을 증가시킨다는 것이다(그림3). 생체내 NO는 아르기닌으로부터 NO합성효소에 의해 만들

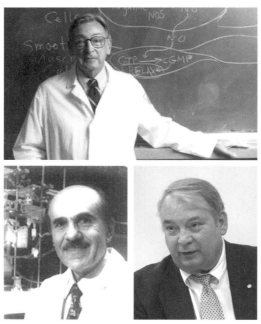

그림 4 | **파치고트(위), 이그나로(왼쪽 아래), 머래드(오른쪽 아래)**
일산화질소(nitric oxide)에 대한 연구로 1988년 노벨 생리의학상을 수상했다.

어진다. NO에 의한 시그날 전달은 기체가 세포내 정보를 전달한다는 새로운 개념을 확립하는 것이었다. 파치고트와 이그나로, 머래드, 이 세 사람은 1998년에 노벨생리의학상을 수상했다(그림 4).

---

니트로글리세린이 협심증치료에 사용되었을 때 이 약물이 바로 그 폭약이라는 사실을 숨기려고 했던 것 같다. 과거 니트로글리세린의 폭발력이 얼마나 무서운 것이었는지는 「공포의 보수」(Le Salaire de la Peur, 이브 몽땅 주연, 1953)라는 프랑스 영화에 잘 묘사되어 있다.

Column 7

# 이차전령(Second messenger)

　호르몬과 신경전달물질은 표적세포의 표면에서 수용체와 결합한다. 스테로이드 호르몬과 같이 예외적인 것을 제외하면 대부분의 물질은 세포 안으로 들어가지 않는다. 그러나 이러한 자극은 세포 내부에서 변화를 불러온다. 그러면 수용체 결합 후 세포 안에서는 무슨 일이 일어나는 것일까.

　이 의문에 명쾌한 답을 찾아낸 이가 얼 서덜랜드(Earl W. Sutherland Jr.)이다. 1958년 그는 아드레날린과 글루카곤을 간세포에 작용시키면 열에도 안정한 소분자가 생기는 것을 발견하고, 이듬해 이것이 ATP에서 생산된 cAMP라는 것을 밝혔다. cAMP는 간장뿐만 아니라 몸 곳곳의 조직에서, 또는 널리 종(種)을 뛰어넘어 심지어 세균에서도 작용한다는 사실이 알려졌다. 이런 보편성으로부터 서덜랜드는 cAMP에 이차전령(second messenger)이라는 이름을 부여했다. 호르몬이 세포막의 수용체와 결합해 자극이 도래했음을 알리는 과정을 담당하는 것에 비해(first messenger) 그 후 세포 내에서 일어나는 제2단계를 전하는 메신저라는 의미이다. 이차전령은 호르몬이나 신경전달물질의 시그널 전달을 설명하는 중요한 요소로서 널리 받아들여졌다. 서덜랜드는 1971년 노벨 생리의학상을 단독으로 수상했다. 그 전후 20년간 노벨 생리의학상을 단독으로 수상한 사람이 없었다는 사실은 cAMP의 발견과 이차전령의 제창이 얼마나 독보적인 것이었는지를 보여주는 무엇보다 명백한 증거이다.

# Chapter 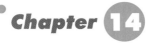 14

# 퇴역 군의관의 착상

## 클로르프로마진(chlorpromazine)

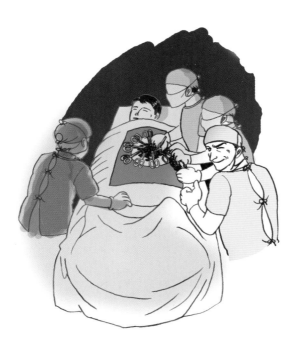

'**정**신병에는 약도 없다' 라고 생각되던 반세기 전의 상식에 돌을 던진 것은 군의관 시절의
수술경험을 바탕으로 한 어느 연구자의 착상이었다. 약효의 비밀은 그 부작용에 있었다.

지금은 약물로 조절하는 것이 치료의 기본이 된 정신질환이지만, 1950년대에 들어서기까지 정신작용약제 분야는 완전히 황무지로 정신질환의 약물치료란 의사들조차 기대하지 않는, 소위 '겨울'에 머물러 있었다. 그 당시 행해지던 것은 인슐린에 의한 저혈당 또는 전류 충격에 의한 쇼크와 같이 거친 치료로 큰 효과를 기대할 수 없었다. 그런 시기에 정신분열병(schizophrenia)의 치료약으로 등장하여 정신질환의 약물치료에 대한 인식을 일신(一新)한 것이 클로르프로마진(chlorpromazine)이다.

### · 쇼크의 완화작용을 정신질환에

19세기말 독일에서는 파울 에를리히(Paul ehrlich)를 중심으로 '합성색소의 유도체로부터 의약품을 만든다'라는 색소요법이 시도되고 있었다. 그 무렵 감염증 치료에 시험적으로 쓰였던 색소 가운데 메틸렌블루(Methylene blue)라는 색소가 있었다. 제조회사 스페시아(Spécia)사의 론-뿔랑끄 연구소(Laboratoires Rhône-Poulenc)에서는 메틸렌블루의 기본 구조인 페노치아딘 유도체(phenothiazine derivative)를 합성하여 작용을 조사하던 중 프로메타진(promethazine, 당시는 3277RP라 불림)이라는 화합물에 항히스타민 작용이 있음을 알아냈다. 앞서(34페이지)도 언급하고 있듯이 이 항히스타민 작용은 현재 $H_1$ 길항작용이라 불리는 것이다.

제2차 세계대전 직후 프랑스 해군 군의관 앙리 라보리(Henri Laborit)는 수술중 쇼크를 완화하는 데 항히스타민이 유효함을 경험했다. 전후 생화학 분야의 연구에 종사하던 라보리는 프로메타진을 합성한 스페시아사에 더욱 강력한 중추억제작용을 가진 약물의 합성을 의뢰했다. 클로로프로마진(4560RP)은 그렇게 해서 만들어진 화합물 중 하나였다. 이 약물은 쇼크에 대해서는 탁월한 작용이 있었지만, 항히스타민 작용은 약했기 때문에 뭔가 다른 작용점이 있지 않을까 추정되었다.

클로로프로마진을 정맥주사한 환자들의 용태를 관찰한 라보리는 '이 약물이 정신질환에 유효할지도 모른다'라는 제안을 했다. 그러나 이 착상에 대한 주위의 반응은 차가웠다고 한다. 역시나 정신질환에 대한 약물치료법은 '겨울'이었던 것이다. 라보리는 같은 병원에 근무하는 정신과의사의 이해를 구해 1명의 중증 조증환자에게 클로로프로마진을 투여해 효과를 확인했다.

이 성공에 고무되어 정신과의사 쟝 들레(Jean Delay)와 삐에르 데니께르(Pierre Deniker)는 신경질환의 대상을 더욱 넓혀 전신분열병의 흥분이나 망상에 클로르프로마진이 탁월한 효과가 있음을 발견했다.

## 공통된 부작용이 실마리로

클로르프로마진은 어떻게 중추작용을 일으키는 것일까? 이 의문에 힌트를 준 것은 인도사목(印度蛇木, *Rauwolfia serpentina*, 그림 1)이라는 식물의 유효성분 리세르핀(reserpine)이었다. 리세르핀은 혈압강하제로 쓰였으나 미국의 정신과 의사인 네이션 클라인(Nathan S. Kline, 그림 2)은 인도사목이 원산지인 인도에서는 정신질환을 치료하는데 쓰인다는 점에서 힌트를 얻어 리세르핀이 클로르프로마진과 마찬가지로 정신분열병의 치료에 유효하다 것을 확인하였다.

그 작용이 비슷할 뿐만 아니라 리세르핀에는 또한 클로르프로마진과 공통되는 부작용도 있었다. 그것은 바로 파킨슨병 양상의 증상이었다. 파킨슨병이란 영국의 개업의 제임스 파킨슨(James Parkinson)에 의해 1817년 처음으로 기술된 신경질환으로 정지시의 미세한 떨림, 운동 감소와 근위축을 주증상으로 한다(그림 3).

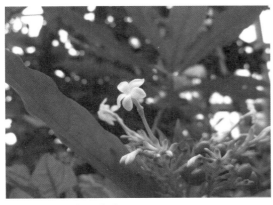

그림 1 | **인도사목(印度蛇木)**
리세르핀(reserpine) 등의 유효성분을 갖고 있어 원산지에서는 오래 전부터 약으로 사용되어 왔다.

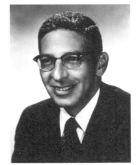

그림 2 | **클라인(Nathan S. Kline)**
리세르핀에 의한 우울감 유발이나 이프로니아지드의 항우울작용을 확인한 정신과 의사.

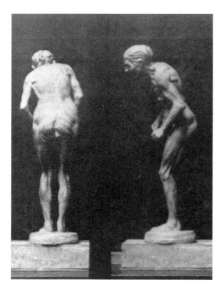

그림 3 | **Paul Richer의 파킨슨병 환자상**
파킨슨병에 의한 자세 변화를 잘 나타내고 있다.

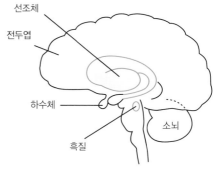

선조체
전두엽
하수체
흑질
소뇌

그림 4 | **흑질과 선조체**
파킨슨병에서는 이런 부위의 도파민작동성 뉴론에 변성
이 일어난다.

공통적인 파킨슨병 양상의 부작용이 이 두 약의 작용기전을 해명하는 데 큰 실마
리가 되었다.

파킨슨병 환자의 뇌에서는 선조체(corpus striatum, 그림 4)라는 부분에 장애가
발생한다고 일찍부터 알려져 있었다. 그러나 그것이 어떻게 파킨슨병을 일으키는
지 밝혀진 것은 20세기 중반이 되어서였다. 1950년대 후반 신경전달물질인 도파민
의 특정이 가능해졌다. 그래서 뇌의 각 부위에서 도파민을 측정한 결과, 정상에서
는 선조체의 도파민 함량이 확연히 높았다(다른 부위에서는 도파민이 노르아드레
날린으로 대사되어 버린다). 반대로 파킨슨병 환자의 뇌에서는 선조체의 도파민 함
량이 현저히 낮아져 있었다. 즉, 파킨슨병은 선조체의 도파민 부족에서 비롯된 것
이었다(정확히는 흑질(substantia nigra)에서 시작해 선조체로 투사하는 도파민작
동성 뉴론(dopaminergic neuron)의 변성).

### 클로르프로마진과 리세르핀의 차이

파킨슨병 양상의 부작용을 보이는 레세르핀을 투여하면 뇌내 도파민 함량은 어떻게 될까? 동물실험에서 리세르핀이 뇌 신경전달물질의 함량에 미치는 영향을 조사해 보았더니 리세르핀이 도파민-노르아드레날린을 비롯한 모든 신경전달물질의 함량을 저하시키는 것으로 확인되었다.

이것을 힌트로 삼은 스웨덴의 아비드 칼슨(Arvid Carlsson, 그림 5)은 클로르프로마진이 뇌내 도파민에 미치는 영향을 조사했다. 당초 칼슨은 클로르프로마진도 역시 레세르핀과 같이 도파민 함량을 줄이리라 생각했다. 그러나 그의 예상과는 달리 클로르프로마진에서는 뇌내 도파민의 양이 줄어들지 않았다. 레세르핀과 클로르프로마진은 어디가 다른 것일까?

클로르프로마진에서는 도파민 함량이 감소하지 않는데도 부작용 면에서는 도파민을 고갈시키는 레세르핀을 투여한 것과 똑같이 파킨슨병 양상의 증상을 보인다. 칼슨은 혹시 클로르프로마진이 수용체를 차단하는, 다시 말해 도파민 수용체의 안타고니스트(길항제)인 것은 아닐까 하고 생각했다. 1970년대가 되어 방사능표지한 도파민과 뇌 신경막의 결합실험이 가능해 지면서 클로르프로마진이 도파민 수용체의 안타고니스트라는 칼슨의 가설이 실증되었다. 즉, 도파민작동성 뉴론의 과잉활동이 정신분열병의 원인 중 하나인 것이었다.

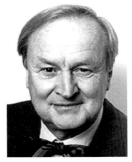

그림 5 | **아비드 칼슨**
클로르프로마진이 도파민 수용체의 길항제임을 밝혀냈다. 도파민의 전구물질인 L-도파를 이용한 파킨슨병의 치료도 칼슨의 발견이다. 2000년 노벨 생리의학상을 수상.

칼슨은 도파민 합성의 중간대사산물인 L-도파(레보도파)가 파킨슨병에 유효하다는 것까지 발견하여 2000년 '신경계의 정보전달에 관한 발견' 이란 공로로 노벨 생리의학상을 수상하였다.

참고문헌

- 中島 啓 : 〈4650RPの発見−クロルプロマジン〉, 薬の発明そのたどった途(ファルマシアレ
ビュー編集委員会編), 日本薬学会, p.55−67 (1986)
- Solomon H. Snyder (佐久間 昭訳): 脳と薬物, 東京化学同人 (1990)
- 豊倉康夫 : ジェイムズ・パーキンソンの人と業績 1755 - 1817 21世紀へ向けて, 診断と治
療社 (2004)

청각장애를 가진 프랑스 여배우 엠마뉴엘 라보리는 클로르프로마진의 발견자
인 앙리 라보리의 손녀이다.

# Chapter 15

# 고학생(苦學生)의 집념

*헤파린(heparin)*

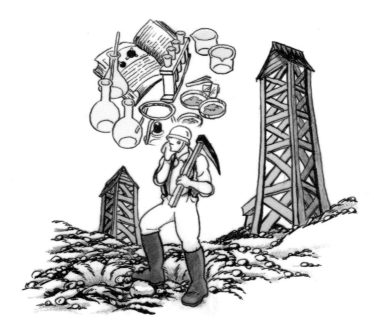

●동경하는 대학교에서 공부하기를 고대하던 맥클린은 유전(油田)에서 일하며 생활비를 번다. 소원대로 응고촉진인자를 정제하는 실험에 착수했지만, 간에서 추출한 물질은 도리어 응고를 억제해 버렸다.

항응고제 가운데 헤파린이라는 약물이 있다. 채혈검사에 자주 쓰이는데, 채취한 혈액이 굳어져버리면 곤란한 경우에 헤파린을 채혈 샘플에 섞어준다. 입으로 먹는 약이 아니어서 인체에 직접 사용하는 경우는 비교적 적지만 혈관내 혈전·색전형성을 막거나(그림 1), 혈관을 잇는 수술, 또는 인공투석 등 혈액응고를 막아야 하는 경우에는 헤파린을 사용한다.

### 응고인자를 추출할 작정이었지만…….

헤파린은 1916년 미국의 의학도 제이 맥클린(Jay McLean, 그림 2)에 의해 발견되었다. 맥클린은 버클리에 있는 캘리포니아대학 의학부의 학생이었으나, 자신이 사용하던 생리학 교과서의 저자인 존스홉킨스대학의 윌리엄 하웰(William H. Howell)에 심취해 반드시 하웰의 문하에서 공부하기로 결의했다. 그로부터 15개월간 맥클린은 유전에서 채굴작업을 하며 돈을 벌어 미대륙횡단에 필요한 여비와 1년간의 생활비를 모았다(존스홉킨스대는 동해안의 볼티모어에 있다).

생리학 교실에 들어간 맥클린이 처음으로 하웰에게서 받은 지시는 뇌에서 얻은 조정제(crude extract)된 조직 트롬보플라스틴을 재료로 케팔린(kephalin)이라

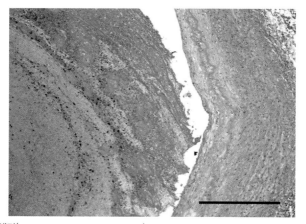

그림 1 | **폐혈전색전(pulmonary thromboembolism)**
그림의 오른쪽은 폐동맥의 혈관벽, 왼쪽은 동맥을 막은 혈전(血, thrombus)이다. 헤파린은 이런 혈관내 혈액응고를 막을 목적으로 쓰인다. 축척자는 1,000 μm를 나타낸다. (사진제공 : 아이치의과대학 橫井豊治)

는 물질을 분리, 정제하는 것이었다. 맥클린이 정제한 케팔린은 혈액응고를 촉진했다. 하지만 똑같은 실험을 케팔린이 적은 간에서 시행했더니, 뇌와는 정반대로 응고를 강하게 억제하는 물질이 발견되었다. 이것이 헤파린(heparin)이다. 이 명칭은 간장(肝臟)을 뜻하는 그리스어 'hepar'에서 유래한다. 헤파린 발견에 이르기까지 맥클린의 집념은 지금까지도 전해질 정도로 유명하다. 생활비 저축이 1년 치밖에 없었기 때문이기도 했을 것이다. 불철주야 실험대에 매달려 주말도 반납하고 실험에 열중했다고 한다.

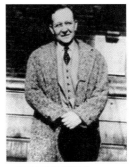

그림 2 | **제이 맥클린**
불철주야 계속된 연구로 헤파린 발견의 계기를 만들었다.

　헤파린에 의한 강력한 항응고작용은 확실히 대단히 신기한 현상이었다. 그러나 당시에는 얻어진 물질의 순도가 낮아서 치료에는 쓰이지 못했다. 이후 헤파린을 정제하여 그 실용화에 크게 공헌한 사람은 인슐린을 발견했던 찰스 베스트이다.

### ● 혈액응고를 억제하는 미지의 인자

　한편 정제한 응고인자에 헤파린만을 첨가하면 기대했던 응고억제가 일어나지 않았기 때문에 헤파린의 항응고작용에는 혈장(血漿, plasma)중에 포함된 어떤 인자가 필요하리라 예상되었다. 하지만 그 인자의 정체를 밝히기까지는 오랜 세월이 필요했다.

　헤파린이 혈액응고를 억제하는 메카니즘의 해명에 실마리가 된 것은 그 발견으로부터 50년이 지나 보고된 안티트롬빈III 결핍증(Antithrombin III Deficiency)이라는 유전병이었다. 1965년 노르웨이의 올라프 에게베리(Olav Egeberg)는 젊어서부터 정맥혈전증을 반복해서 일으키는 가계(家系)를 보고하였다. 이 집안에서는 안티트롬빈III라는 혈장단백질이 유전적으로 결손되어 있었다.

　안티트롬빈III는 1950년대에 트롬빈을 억제하는 물질로 발견되었다. 하지만 시험관내에서는 트롬빈 억제작용이 상당히 느리게 일어났기 때문에 안티트롬빈III가 실제로 체내에서 혈액응고를 억제하는 것인지 아닌지는 발견 당초에는 명확하지 않았다. 그러나 이 단백질이 결핍된 환자의 가계에서 혈전증이 반복된다는 사실은 안티트롬빈이 생체내에서 혈전방지에 한 몫을 하고 있다는 무엇보다 큰 증거가 되었다.

참고로 초기의 보고에서는 안티트롬빈이 I에서 V까지 5 종류가 있다고 생각되었지만 이후의 연구에서 III 이외에는 그 존재가 부정되어 지금은 단순히 안티트롬빈이라 불리는 경우도 많다. 또한 안티트롬빈은 트롬빈만이 아니라 다른 응고인자(IX, X, XI, XII)도 억제한다.

### • 헤파린의 항응고작용은……

1970년대에 들어 안티트롬빈III가 순수한 형태로 분리되자 트롬빈에 대한 억제작용을 검토할 수 있게 되면서 당시까지 밝혀지지 않았던 항응고제 헤파린의 분자적 기전이 해명되었다. 헤파린이 존재할 때는 헤파린에 안티트롬빈III 및 트롬빈 등의 응고인자가 결합하여 안티트롬빈III에 의한 응고인자 억제반응이 일어나기 쉽게 된다. 다시 말해 헤파린은 안티트롬빈 III가 응고인자에 작용하기 좋은 반응장소를 제공하는 것이다(그림 3).

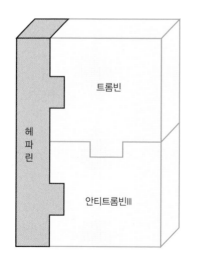

**그림 3 | 헤파린의 기전**
헤파린은 안티트롬빈III 및 트롬빈과 결합하여 트롬빈을 불활성화하는 안티트로빈III의 작용을 1,000배까지 가속화한다.

이후의 연구에서 혈관 내면을 덮고 있는 내피세포에서는 헤파린과 비슷한 물질이 만들어지고 있다는 사실도 밝혀졌다. 즉, 혈관내피세포 표면에 헤파린과 비슷한 물질(황산 헤파란, heparan sulfate)의 존재가 증명됨으로써 안티트롬빈III을 매개로 한 응고억제작용이 체내에서 일어나고 있음이 실증된 것이다.

헤파린은 D-글루코사민과 글루쿠론산(glucuronic acid, 또는 이두론산(iduronic acid))이 교대로 중합된 뮤코다당(mucopolysaccharide)으로 전기적으로는 강하게 음전하를 띠고 있다. 혈관수술시에는 응고를 막기 위해 혈액 중에

헤파린을 투여하지만, 수술 후에는 헤파린의 작용을 막고 지혈할 필요가 있다. 이때
는 프로타민 황산(protamine sulfate)이라는 물질로 중화할 수 있다. 황산 프로타민
은 양전하를 띄고 있으므로 헤파린과 결합함으로써 항응고작용을 중화한다.

　가난속에서도 실험에 전념한 고학생 맥클린의 노력으로 얻어진 헤파린은 다양한
검사나 수술을 가능케 했을 뿐만 아니라, 당시만 해도 혈액응고 촉진에만 쏠려있던
연구자들의 시야를 체내 응고억제체계까지 넓히는 계기가 되었다.

**참고문헌**

· 青木延雄 : 血栓の話―出血から心筋梗塞まで, 中央公論新社 (2000)
· 高田明和 : 血栓の話―体内で固まる血液のふしぎ, 朝日新聞社 (1994)
· Jaques L.B. : Addendum: the discovery of heparin, Semin. Thromb. Hemost., 4, 350–353
(1978)

헤파린의 발견자를 맥클린으로 보는 견해에는 다른 이론도 제기되었다. 당시 그
가 개의 간장에서 추출해 하윌이 헤파린이라 이름 붙인 물질이 현재 헤파린이라
알려진 것과 동일한 물질인지는 의심스럽다는 설도 있다. 자세한 내용은 Jaques
의 참고문헌을 읽어보기 바란다.

# 일반명(generic name)과 상품명(brand name)

가령 와파린(warfarin)이라는 약 이름보다 독자들은 '워파린' 이라는 이름을 들어본 쪽이 많지는 않을까?

하나의 약에는 3가지 이름이 있다. 화학명, 일반명 그리고 상품명이다. 화학명은 화학식에서 유래한 것으로 본서에서는 취급하지 않는다. 일반명은 그 약제 고유의 것으로, 하나의 약에는 하나의 일반명이 있다. 한편, 상품명은 그 약을 만들거나 또는 판매하는 회사에서 붙인 것이다. 일반명은 가장 먼저 그 약을 만든 연구자, 연구소 또는 제약회사에 의해 지어진 경우가 많은데, 예를 들면 판매하는 와파린은 개발자 카를 링크가 소속되어 있던 위스콘신동창회연구기금(**W**isconsin **A**lumni **R**esearch **F**oundation)의 머릿글자에, 와파린의 기본화학구조인 쿠마린(coum**arin**) 고리의 뒷부분을 붙여 만든 조어(造語)이다. '워파린' 은 이 약을 일본에서 발매한 에자이(Eisai)사에서 이름붙인 상품명이다.* 상품명은 제약회사의 판매전략이나 제휴사정에 크게 좌우되므로 판매하는 약에 대한 학술서에서는 보편적인 이름인 일반명으로 쓰는 경우가 많다.

상품명은 일반명과 비슷하게 따라 짓는 경우가 많다. 드물게 제약회사가 이미 이름이 통용되는 일반명을 상품명으로 하는 경우가 있는데, 파클리탁셀(paclitaxel)이 그 대표적인 예다. 이미 인구에 회자되던 탁솔(taxol)**이란 일반명을 브리스톨 마이어스(Bristol-Myers Squibb, BMS)사가 상품명으로 등록해버렸기 때문에 거꾸로 파클리탁셀(paclitaxel)이라는 일반명을 붙이게 되었다. 탁솔의 상표화는 과학잡지에서 '일반명의 납치' 로 취급되기도 한다. 원칙적으로는 피해야 할 일이다.

---

역주

*의협의 의학용어 한글표기에서는 warfarin을 '와파린'으로 표기하고 있으며, 현재 국내에는 '와파린', '와르파린', '왈파' 등 일반명과 비슷한 상품명을 가진 제품들이 출시되어 있다.

**taxol은 말린 주목나무(*Taxus brevifolia*) 껍질 12 kg에서 0.5 g 밖에 추출되지 않는 천연물로, 1966년 Monroe E. Wall에 의해 정제되었다. 이듬해 그는 하이드록시기(hydroxyl group)를 포함하고 있는 미지의 알코올(alcohol)이라는 점에 착안해 Taxus brevifolia + alcohol 이라 이름 붙였다. Taxol의 완전한 구조는 1970년에야 알려졌다. (Goodman, Jordan; Walsh, Vivien (2001). The Story of Taxol: Nature and Politics in the Pursuit of an Anti-Cancer Drug. Cambridge University Press)

# Chapter 16

# 양날의 칼, 호르몬 관련제

### 류프로렐린(leuprorelin)

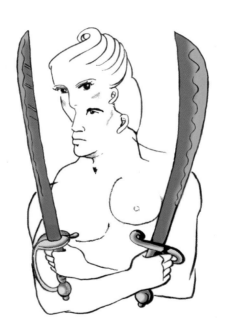

●류프로렐린은 뇌하수체 호르몬을 억제함으로써 성호르몬 분비를 억제하는 약이다. 정소종양, 유방암과 같이 성호르몬에 감수성이 있는 종양에는 류프로렐린이 효과적이다.

1966년 노벨 생리의학상은 미국의 찰스 허긴스(Charles B. Huggins, 그림 1 왼쪽)에게 주어졌다. 수상 이유는 '전립선암의 호르몬 요법에 관한 발견' 이었다. 그의 공적을 한발 앞서 인정한 바 있는 페이턴 라우스(Peyton Rous, 그림 1 오른쪽)는 같은 해 함께 노벨상을 수상했다. 라우스는 암 발생이 바이러스 감염에 의해 일어난다는 사실을, 허긴스는 성호르몬에 의해 암세포의 증식이 조절된다는 사실을 밝혔다.

완전히 무질서하게 일어난다고 여겨지던 암의 발병이 감염이나 호르몬의 영향을 받는다는 것을 밝힌 그들의 발견은 암치료에 큰 전환을 가져왔다.

### 성호르몬과 암

19세기말 스코틀랜드의 외과의사 조지 빗슨(George T. Beatson)은 절제할 수 없을 정도로 진행된 유방암이 난소 적출로 퇴축(退縮)된 증례를 보고했다. 한 발 더 나아가 빗슨은 만일 유방암이 난소에 의해 증식자극을 받고 있다고 한다면, 남성에서는 전립선암의 증식이 정소에 의해 촉진되고 있는 것은 아닐까 라는 가설을 제시했다. 19세기라고 하면 당시 아직 난소나 정소의 기능도 정확히 밝혀져 있지 않았으며 호르몬이라는 개념조차 없었던 시대이다.

난소에서 분비되는 여성 호르몬이 암을 조장한다는 것을 처음으로 실험적으로 증명한 사람은 프랑스의 앙뜨완 라까사뉴(Antoine Lacassagne)였다. 그는 여성 호르몬의 일종인 에스트로겐을 특수한 계통의 쥐에게 주사하여 유방암을 일으켰다.

허긴스는 성호르몬과 전립선암의 관계를 염두에 두고 조사했다. 우선 정소를 적출한 개에게 정소의 남성 호르몬인 테스토스테론을 간헐적

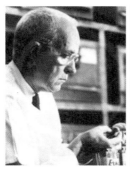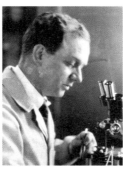

그림 1 | **찰스 허긴스와 페이튼 라우스**
남성 호르몬 억제에 의한 전립선암 치료를 제창한 허긴스(왼쪽)와 처음으로 발암 바이러스를 발견한 라우스(오른쪽). 두 사람은 1966년 노벨 생리의학상을 수상했다.

으로 주사하기를 반복해 전립선 비대가 일어나는 것을 관찰하였다. 또 나이든 개에게서 종종 보이는 전립선 비대가 테스토스테론을 분비하는 정소간질세포 종양에서 심해진다는 사실과, 역으로 정소 적출이나 여성 호르몬 주사에 의해 전립선이 퇴축되는 현상도 관찰하였다.

또한 허긴스는 이런 결과들을 임상에 응용해 암세포의 활성을 나타내는 혈중 산성 포스파타제(acid phosphatase, 암세포의 활성을 나타냄)와 골전이 병소의 암세포 활성을 나타내는 알칼리성 포스파타제(alkaline phosphatase, 골전이(骨轉移) 병소에서의 암세포 활성을 나타냄)를 측정해 전립선암의 치료결과를 모니터함으로써 테스토스테론이 사람에서도 전립선암의 증식을 자극한다는 것을 증명하였다.

이런 이론적 근거를 바탕으로 절제불가능한 전립선암에서 정소 적출을 시행하던 시대도 있었다. 그러나 정소 적출은 육체적, 정신적으로 큰 고통을 수반한다. 마침내 1973년 타케다(武田)약품이 개발한 류프로렐린(leuprorelin)이라는 약이 등장하면서 몸에 전혀 메스를 대지 않고서도 정소 적출이라는 극단적인 수술과 맞먹는 결과를 얻을 수 있게 되었다. 더구나 이 약은 전립선암 환자의 남성 호르몬을 억제하는 경우는 물론이거니와, 유방암 환자에게는 여성 호르몬을 억제할 목적으로도 사용될 수 있는 것이었다.

### 성호르몬의 분비억제

류프로렐린의 약효기전을 설명하기 위해서는 성호르몬의 분비조절 기전에 대해 설명해 둘 필요가 있다. 여성 호르몬을 예로 들자.

난소의 에스트로겐(난포 호르몬)과 프로게스테론(황체 호르몬) 분비는 뇌하수체 전엽에서 분비하는 난포자극 호르몬(follicle stimulating hormone, FSH) 및 황체형성 호르몬(leutenizing hormone, LH)에 의해 조절된다. 그리고 이 FSH와 LH라는 호르몬의 분비는 다시 시상하부에 있는 성선자극호르몬 방출 호르몬[gonado-tropin-releasing hormone, GnRH, 또는 황체형성호르몬 방출 호르몬(leutenizing hormone-releasing hormone, LHRH)]라는 호르몬의 자극을 받는다. 즉, 성호르몬의 분비는 뇌하수체와 시상하부의 콘트롤을 받고 있는 것이다.

그런데 가령 시상하부의 호르몬이 강렬하게 뇌하수체 호르몬의 분비를 자극하면 뇌하수체는 오히려 반응이 사라져 버린다. 이것은 과잉자극으로 인해 주로 GnRH 의 수용체 수가 줄어버리기 때문으로, 이런 현상을 다운-레귤레이션(하향조절, down regulation : 호르몬의 농도에 따라 세포막 수용체수가 감소하여 자극에 대한 반응이 줄어들게 됨)이라 한다. 이런 내분비기관의 연계는 남성 호르몬에도 존재한다. 마찬가지로 **시상하부(GnRH) → 뇌하수체 전엽(LH) → 정소(테스토스테론)** 라는 순서로 호르몬 분비가 자극된다. 여기서 **시상하부(GnRH) → 하수체 전엽(LH)** 부분은 남성 호르몬과 여성 호르몬에 공통된다는 점을 기억해 두길 바란다(그림 2).

### GnRH 수용체의 다운-레귤레이션

류프로렐린은 뇌하수체 전엽에 있는 GnRH 수용체의 다운-레귤레이션을 일으킨다. GnRH는 10개의 아미노산으로 만들어져 있지만, 류프로렐린은 배열을 일부 바꾼 9개의 아미노산으로 구성되어 있으며(그림 3), GnRH 수용체에 극히 강력한 아고니스트 작용을 한다.

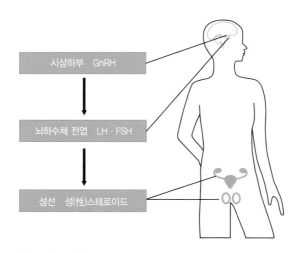

**그림 2 | 시상하부 및 뇌하수체 전엽의 성호르몬 분비조절**
시상하부에서 분비된 GnRH가 뇌하수체 전엽에서 성선자극 호르몬(LH와 FSH)의 분비를 자극한다. 류프로렐린은 뇌하수체 전엽의 GnRH 수용체를 강력하게 자극하여 오히려 다운-레귤레이션(down regulation)을 일으킨다.

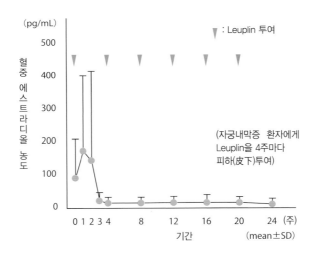

GnRH (위)와 류프로렐린(아래)의 아미노산 배열의 위쪽 부분:

GnRH    5 − oxo − P − H − W − S − Y − G − L − R − P − G − NH$_2$

류프로렐린    5 − oxo − P − H − W − S − Y − D-L − L − R − P − NH − C$_2$H$_5$ · CH$_3$COOH

그림 3 | GnRH(위)와 류프로렐린(아래)의 아미노산 배열
공통된 부분을 ■■ 로 표시했다.

그림 4 | 류프로렐린 사용 초기에 나타나는 아고니스트 작용
류프로렐린(상품명 Leuplin®)의 아고니스트 작용으로 인해 첫 투여 후 수일 간은 호르몬 분비가 증가된 것을 확인할 수 있다. [猪狩康孝: マイクロカプセル, 月刊藥事, 42, 1325-1329 (2000)에서 허가를 얻어 변경]

류프로렐린을 개발한 타케다약품은 당초 배란유도제로 쓸 계획을 세우고 있었다(즉, 성호르몬 분비 촉진제로 개발). 그런데 실제로 사용해 보았더니 짧은 시간의 아고니스트 작용 후, 오히려 성호르몬 수치를 격감시키는 효과가 확인되었다(그림 4). 이것은 류프로렐린에 의한 다운-레귤레이션의 결과로 뇌하수체 전엽에서 GnRH 시그널의 억제가 일어났기 때문이다. 그래서 다시 방침을 바꾸어 성호르몬 감수성이 있는 전립선암(그림 5)이나 유방암이 수술이 불가능할 정도로 진행된 예

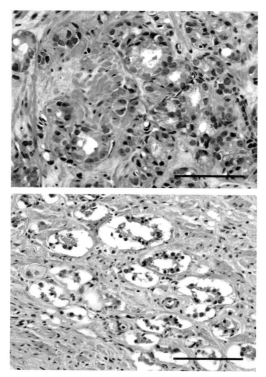

그림 5 | **전립선암**
위 그림에서 보이던 대형 암세포가 류프로렐린 치료 후(아래 그림) 소실되었다. 축척자는 100 μm를 나타낸다. (사진 제공 : 愛知의과대학 横井豊治)

나 자궁내막증·자궁근종 및 중추성 사춘기조발증 등의 치료에 쓰기로 한 것이다. 류프로렐린을 처음 사용한 직후에 일시적으로 병태의 악화가 일어나는 수가 있는데, 이것은 초기의 아고니스트 작용 때문이다.

류프로렐린은 펩티드(peptide)이므로 소화관에서 분해되어 버리기 때문에 경구 투여가 불가능하다. 그래서 과거에는 매일 주사를 맞아야 했지만, 현재 시판되고 있는 제제는 유효성분인 펩티드를 젖산과 글리콜산에 결합시켜 서방제(마이크로 캡셀이라 한다)로 만든 것이다. 서방형제인 덕에 매월 1회의 주사로 효과가 있다는 점도 류프로렐린의 뛰어난 점이다.

## 참고문헌

- C.B. ハギンズ: 〈癌の内分泌療法〉, ノーベル賞講演=生理学・医学・1964 〜 1966 (11) (川喜田愛郎, 渡辺 格, 塚田 裕三 編), 講談社, p206–220 (1985)
- 井村裕夫: 生命のメッセンジャーに魅せられた人びと―内分泌学の潮流, 羊土社 (1992)
- 池田幹彦: 前立腺がん薬が医師の熱意で思春期早発症治療薬に適応拡大, The Mainichi Medical Journal, 3, 850–853 (2007)
- John Mann (竹内敬人 訳): 特効薬はこうして生まれた〈魔法の弾丸〉をもとめて, 青土社 (2001)

> 수용체 다운-레귤레이션이 이 정도로 멋지게 약물치료에 응용된 케이스는 많지 않다. 강력한 아고니스트가 오히려 수용체를 통한 시그널 전달을 억제해 버린다는 사실이 알려졌을 때, 연구자들 사이에 큰 동요가 있지는 않았을까.

# 수용체의 서브타입(subtype, 아형(亞型))

수용체에는 다양한 종류가 있다. 초기에는 주로 신경전달물질에 대한 수용체가 많이 연구되었고, 호르몬 수용체의 발견이 뒤를 이었다. 지금은 미각, 후각은 물론, 영양물질 또는 여러 가지 약이나 독성물질에 대한 수용체까지 밝혀져 있다. 어느 물질과 그 생리적인 수용체 사이의 관계는 반드시 1:1인 것은 아니고, 종종 한 가지 물질에 대해 복수의 수용체가 존재한다. 이것을 수용체의 서브타입(subtype, 아형)이라 한다.

아드레날린을 예로 들어보자. 아드레날린은 부신수질에서 분비되는 호르몬으로 그 수용체는 크게 $\alpha$와 $\beta$로 나뉘고, 다시 $\alpha_1$, $\alpha_2$, $\beta_1$, $\beta_2$, $\beta_3$의 5종으로 세분화되어 각기 다른 조직에서 서로 다른 역할을 맡고 있다. 아드레날린은 이 모든 수용체에 작용한다.

그런데 화합물 중에는 제한된 특정 서브타입의 수용체 외에는 작용하지 않는 것이 있다. 이것을 찾는 것이 신약개발에 있어 기본전략의 하나가 되었다. 특정 수용체만을 저격(狙擊)하는 물질을 찾는 것이다. 본서에서 다루었던 $\beta$ 블로커(차단제), $H_2$ 블로커(차단제) 등은 서브타입에 대해 특이적으로 작용하는 성질을 가진 물질이다.

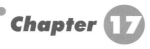

# Chapter 17

## 약화(藥禍)의 대명사이지만……

### 탈리도마이드(thalidomide)

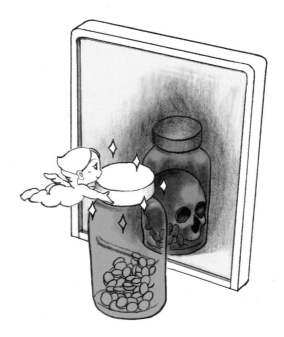

**반**세기전 수면제로 화려하게 등장했지만 기형유발성으로 파묻혔던 약화(藥禍, 약물을 잘 못 써서 생기는 사고)의 상징 탈리도마이드. 그러나 탈리도마이드에는 또 다른 쓸모가 있었다. 이제 는 재평가를 받고 다시 세상에 나오려 한다.

최근에는 수면제 과다복용으로 자살했다는 뉴스가 별로 눈에 띄지 않게 되었지만, 40년 전만해도 수면제는 상당히 위험한 것이었다. 20세기 전반에 활발히 쓰였던 바르비투르산(barbiturate)은 치료역(therapeutic range, 중독을 일으키지 않고 치료효과를 얻을 수 있는 약용량의 범위)이 상당히 좁으면서, 약물내성(약물을 지속적으로 쓰면 그 효과가 점차 약해지는 것)이나 약물의존성(약물 중단에 의해 일어나는 심리적인 욕구 또는 육체적 이상)을 일으킨다는 문제가 있었다. 이후 개발된 벤조디아제핀(benzodiazepine)계 약물은 그 위험성이 낮은 것으로 여겨져 1960년대 미국에서 폭발적으로 이용되었다. 그러나 이것도 결코 안전하다고는 단언할 수 없었다. 무대나 은막에서 대활약을 보였던 마릴린 먼로(Marilyn Monroe, 1962년)나 알란 랫(Alan W. Ladd, 1964년), 주디 갈랜드(Judy Garland, 1969년)와 같은 대스타들이 모두 수면제 중독으로, 또는 수면제와 알코올을 같이 복용한 것이 원인이 되어 사망했다.

수면제의 폐해가 점차 사회적 문제가 되던 가운데 1957년 안정성이 뛰어난 수면제로 서독 그뤼넨탈 화학(Grünenthal GmbH)이라는 제약회사에서 발매된 약이 탈리도마이드였다. 글루타민산의 유도체인 탈리도마이드는 안심하고 복용할 수 있는 수면제로서 널리 알려져 순식간에 일본을 포함한 50개국에서 차례로 발매되었다. 제약회사의 선전문구였던 안전성을 곧이곧대로 믿어버렸던 서독은 탈리도마이드를 의사의 처방전 없이도 살 수 있는 일반의약품으로 지정하기까지 했다.

### ◦ 안전하지 않았던 탈리도마이드

그러나 탈리도마이드의 위험성은 곧 드러났다. 발매되고 1년도 채 지나지 않아 이 약을 복용한 환자들이 차례차례 어지러움이나 저림을 동반한 말초신경장애를 호소하기 시작했다. 임신초기에 이 약을 복용한 환자들에게는 더 심한 부작용이 나타났다. 1961년 호주 시드니에 있는 크라운 스트리트 여성병원(Crown Street Women's Hospital)의 의사 윌리엄 맥브라이드(William McBride)는 임신중 탈리도마이드 복용이 사지단축 등을 특징으로 하는 중대한 기형을 초래한다고 란셋(Lancet)지에 보고했다(그림 1). 그 전후로 서독 함부르크 대학의 소아과의사 비두킨트 렌츠(Widukind Lenz) 역시 탈리도마이드의 위험성에 대해 반복해서 경고했다.

탈리도마이드를 만든 그뤼넨탈 화학은 어떻게든 이 약을 시장에서 철수시키지 않으려 저항했던 것 같지만 결국 이 약의 판매를 중지하게 되었다.

한편 일본에서는 판매중지 후에도 약 1년간 탈리도마이드가 회수되지 않아 약화를 불필요하게 확대시켜 버렸다. 이런 심각한 부작용과 그 회수에 이른 경위로 인해 탈리도마이드란 이름은 세상을 떠들썩하게 만든 악역(惡役), 아니 악약(惡藥)으로 알려지게 되었다.* 지금도 탈리도마이드는 약해의 대명사로 남아있지만 이제는 무슨 약이었는지조차 잊혀져버린 것 같다.

이런 부작용 때문에 유럽 국가들이나 일본은 탈리도마이드 약화로 괴로워했지만 유독 미국은 거의 피해를 입지 않고 넘길 수 있었다. 그 이유는 당시 미국 식품의약청(FDA)의 여성 심사관 프랜시스 켈시(Frances K.O. Kelsy)가 이 약물의 임상결과에 의심을 품고 추가적인 조사를 요청하며 인가를 보류하였기 때문이다. 그 사이 유럽에서 탈리도마이드의 부작용으로 소란이 커지면서 미국은 탈리도마이드의 피해를 비켜갈 수 있

### THALIDOMIDE AND CONGENITAL ABNORMALITIES

Sir,—Congenital abnormalities are present in approximately 1·5% of babies. In recent months I have observed that the incidence of multiple severe abnormalities in babies delivered of women who were given the drug thalidomide ('Distaval') during pregnancy, as an antiemetic or as a sedative, to be almost 20%.

These abnormalities are present in structures developed from mesenchyme—i.e., the bones and musculature of the gut. Bony development seems to be affected in a very striking manner, resulting in polydactyly, syndactyly, and failure of development of long bones (abnormally short femora and radii).

Have any of your readers seen similar abnormalities in babies delivered of women who have taken this drug during pregnancy?

Hurstville, New South Wales.　　　　W. G. McBride.

\*\* In our issue of Dec. 2 we included a statement from the Distillers Company (Biochemicals) Ltd. referring to "reports from two overseas sources possibly associating thalidomide ('Distaval') with harmful effects on the fœtus in early pregnancy". Pending further investigation, the company decided to withdraw from the market all its preparations containing thalidomide.—Ed.L.

그림 1 | 란셋지에 실린 맥브라이드의 투고
아랫 부분은 편집부의 답변(1961년).

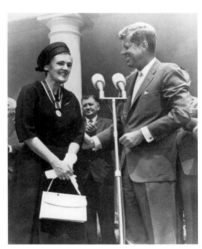

그림 2 | 켈시와 케네디
케네디 대통령으로부터 표창을 받는 켈시(1962년)

---

역주
악역(惡役)과 악약(惡藥)은 일본어로 발음이 같다.

었다. 여러 나라가 말려든 약화를 막은 공로로 켈시는 당시 대통령 존 F. 케네디로부터 표창을 받았다(그림 2).

기형은 왜 생기는가? 탈리도마이드에 의한 사지 기형은 왜 일어날까? 적어도 부분적으로는 탈리도마이드가 특정 분자의 발현에 장애를 일으킨다는 사실이 보고되었다. 사지 형성에는 배(胚)의 특정 세포에 IGF-1과 FGF-2**라는 2개의 분자가 작용해서 장래에 사지가 될 세포에서 인테그린(integrin)이라는 단백질을 만드는 과정이 중요하다. IGF-1과 FGF-2 및 그 수용체, 그리고 인테그린에 해당하는 유전자의 프로모터 영역***에는 탈리도마이드(또는 그 대사산물)가 끼어들기 쉬운 공통된 염기배열이 존재한다. 이 끼어들기 현상(삽입, intercalation)이 일어나면 전사에 장애가 일어나 사지 형성에 필요한 일련의 분자들이 발현되지 않고 기형이 발생하게 된다. 인테그린에 의해 사지가 형성되는 시기는 임신을 거의 알아채지 못하는 초기(수정후 약 3~5주 사이) 단계이다. 탈리도마이드 복용이 사지의 기형을 일으키는 시기가 이렇게 빠른 것도 약화를 키우는 원인이 되었다.

## ◦ 다시 보게된 탈리도마이드

약화의 원천으로 여겨지던 탈리도마이드(그림 3)지만 이후 의외의 효과가 있다는 것이 알려졌다. 처음에는 한센병의 결절성홍반(ENL, erythema nodosum leprosum)을 치료하는 데 사용되었다. 1964년 예루살렘 한센병 병원(Jerusalem Hansen's Disease Hospital)의 피부과 의사인 야콥 쉐스킨(Jacob Sheskin)은 고통스러워 하는 한센병 환자에게 진정·진통을 목적으로 탈리도마이드를 투여했다. 그 이유는

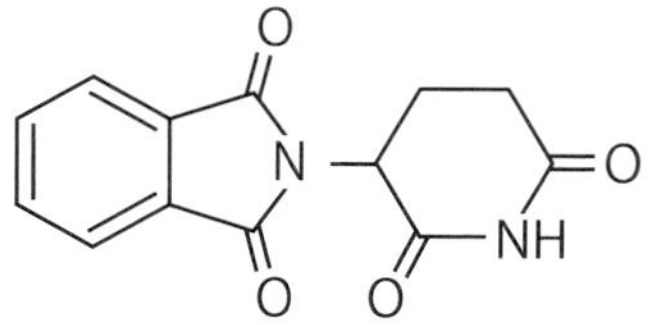

그림 3 | **탈리도마이드의 구조**

---

역주
** IGF-1 : 인슐린양(樣)성장인자, insulin-like growth factor
　FGF-2 : 섬유아세포증식인자(纖維芽胞增殖因子), fibroblast growth factor 2
원서주
*** 프로모터 영역 : 유전자의 전사를 제어하는 부분

'다른 약들이 효과가 없었기 때문' 이라고 한다. 놀랍게도 탈리도마이드를 투여하고 3일 만에 피부병변이 사라져 버렸다.

또한 항체를 만드는 백혈구(형질세포, plasma cell)가 이상증식을 일으키는 다발성골수종(多發性骨髓腫, multiple myeloma)이라는 종양질환에도 탈리도마이드가 효과가 있는 것으로 밝혀졌다. 기존 치료약과의 비교에서도 탈리도마이드의 유효성이 확인된 것이다. 일찌기 탈리도마이드를 쫓아내버린 미국 FDA조차 이 질환들에 대해서는 약의 사용을 인가하였다(한센병은 1998년, 다발성골수종은 2006년에 인가). 이 밖에도 탈리도마이드는 크론병, 베체트병, 악성림프종 등의 치료제로 연구되고 있다. 치료약으로서 탈리도마이드의 약효 기전을 해명하는 일은 향후 연구의 숙제일 것이다. 무서운 부작용으로 인해 수면제로서는 빛을 보지 못했던 탈리도마이드. 이제 치료제로서 부활하고 있다.

**참고문헌**

· Stephens T.D., et al.: Mechanism of action in thalidomide teratogenesis, Biochem. Pharmacolo., 59, 1489-1499 (2000)
· Franks M.E., et al.:Thalidomide, Lancet, 363, 1802-1811 (2004)
· Stephens Trent, Brynner Rock : Dark Remedy-The Impact Of Thalidomide And Its Revival As A Vital Medicine, Basic Books (2001)
· 笹栗俊之: サリドマイド, 日本医事新報, 4204, 23-25(2004)

탈리도마이드가 좋든 나쁘든 여러 작용을 하는 한 가지 이유로 체내대사를 거치면서 대단히 다양한 물질이 생기기 때문이라는 견해가 있다. 구조적으로는 그다지 복잡하다고 할 수 없는 약인데 다소 불가사의한 느낌도 든다.

# 독과 부작용은 약의 어머니

복어의 독 테트로도톡신(tetrodotoxin)은 복어가 스스로 만든 것이 아니다. 복어는 이 독을 함유한 해조류를 먹어서 몸에 축적한다. 복어는 테트로도톡신을 먹어도 아무렇지 않지만 다른 생물은 이 독의 무서움을 알기에 엄두를 못 낸다. 결국 복어에게는 테트로도톡신이 자신을 지키기 위한 묘약인 셈이다.

## Chapter 18

# 식물이 미소관을 정지시킨다

### 콜히친 · 빈카알칼로이드 · 파클리탁셀

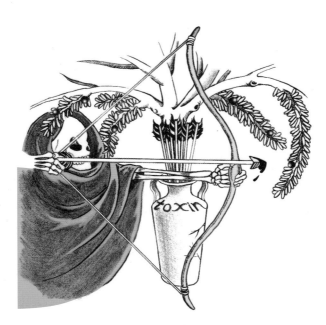

**세**포가 분열하는 모습을 보면 미소관(微小管)이라 불리는 실 모양의 구조가 복제된 염색체를 꽉 잡아당기고 있다. 미소관을 구성하는 단백질 튜불린(tubulun)에 작용하는 다양한 물질이 식물에 함유되어 있다.

세포분열(유사분열, mitosis)에 필요한 단백질 가운데 튜불린(tubulin)이라는 것이 있다. 세포가 분열하는 경우, 복제된 염색체는 방추사라 불리는 실모양의 구조에 의해 잡아당겨져 2개의 세포로 나눠진다(그림 1). 이 방추사의 정체는 튜불린 분자들끼리 구슬 꿰듯이 결합(중합(重合))하여 만들어진 튜불린 폴리머(미소관)로, 단면상에서는 13개의 튜불린 분자가 딱 들어맞게 늘어서 있고 가운데가 빈 원통모양을 하고 있다(그림 2). 튜불린 분자에는 α 와 β, 2 종류의 구성단위(서브유닛(subunit)이라 함)가 있으며, 중심체에 가까운 쪽(마이너스 끝)에는 α 서브유닛이, 길어지는 쪽(플러스 끝)에는 β 서브유닛이 줄지어 있다. 이 중합한 튜불린이 세포분열에서는 염색체를 끌어당기는 방추사로서 작용한다. 튜불린 폴리머(중합체) 위에서 튜불린 분자는 중합과 탈중합을 반복하고 있으므로 이 중합을 방해하든, 거꾸로 안정화시키든 세포분열은 중지되고 만다.

### ◦ 튜불린 중합을 억제해 세포분열을 멈추다

튜불린 중합에 작용하는 약으로는 콜히친이 옛날부터 알려져 있었다. 이 물질은 콜키쿰(colchicum)이라는 식물의 구근에 함유되어 있다. 콜키쿰은 원예용으로 시판되고 있어 저자

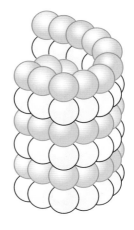

**그림 2 | 튜불린 폴리머**
염색체를 끌어당기는 방추사는 튜불린 α
와 β, 2 종류의 서브유니트가 정렬한 가운
데가 빈 실(絲)이다(α를 ●, β를 ○로 나
타냄). 서브유니트는 중합과 탈중합을 반
복하며 방추사의 구조를 유지한다(동적평
형이라 부른다).

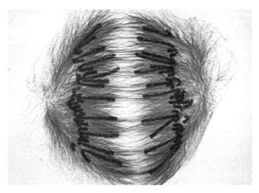

**그림 1 | 세포분열**
방추체 형성이 관찰된다(분열 후기).

도 기른 적이 있다. 양파만큼 큰 구근에 양분을 저장하고 있어 구근을 책상 위에 두는 것만으로도 엷은 보라색 꽃이 피는, 손이 가지 않는 관상용 식물이다(그림 3 위).

이 콜키쿰에서 얻어진 콜히친(colchicine)에는 튜불린 중합을 억제하는 작용이 있다. 이 물질은 튜불린의 $\alpha$ 와 $\beta$ 서브유니트가 서로 접하는 부위에 결합해서 불안정한 구조를 형성하기 때문에 서브유니트들끼리 중합할 수가 없게 만들어 버린다. 콜히친은 18세기부터 급성 통풍발작에 쓰여 왔지만 지금은 의료목적으로는 그다지 쓰이지 않게 되었다. 치료역(중독을 일으키지 않고 치료효과를 얻을 수 있는 약용량의 범위)이 좁고, 구토·설사·골수억제 등의 심한 부작용을 일으키기 쉽기 때문이다. 콜키쿰 구근을 마늘이나 양파로 착각해 먹고서는 콜히친 중독을 일으킨 증례가 일본에서도 산발적으로 보고되고 있으며 치명적인 경우도 없지 않다.

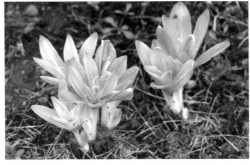
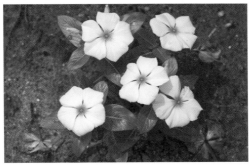

그림 3 | **골키쿰(위)과 카타란투스 로제우스(아래)**
콜히친을 함유한 콜키쿰은 백합과에 속하며, 빈카알칼로이드를 함유한 카타란투스 로제우스는 협죽도과에 속한다.
(사진제공 : 나이토(內藤)기념 약박물관)

튜불린 중합을 억제하는 항종양제로는 빈블라스틴과 빈크리스틴이 있다. 이런 약물들은 원래는 원산지에서 당뇨병약으로 쓰여 왔던 일일초(日日草, 학명 *Ca-tharanthus roseus*, 과거에는 *Vinca rosea*)과(科)의 약용식물 카타란투스 로제우스 (그림 3 아래)의 효용을 연구하는 과정에서 우연히 발견된 것이다. 이 약용식물의 작용을 검토한 캐나다 웨스턴온타리오대학의 로버트 노블(Robert L. Noble)이 이 식물의 추출물을 쥐에게 주입했더니 기대했던 혈당변화가 보이기는커녕 쥐가 감염증으로 죽고 말았다. 노블은 백혈구 감소로 인해 감염증이 일어난 것임을 깨달았다. 정상에서는 감염이 일어나면 백혈구가 맹렬히 세포분열을 반복하면서 병원체를 공격해 제압하려 한다. 이 식물의 추출물은 백혈구 분열을 멈추게 함으로써 감염에 대한 저항력을 빼앗는 작용을 한다.

이 식물의 유효성분으로 발견된 빈블라스틴(1958년)과 이후 역시 같은 식물에서 정제된 약인 빈크리스틴(1961년)은 $\beta$ 튜불린에 결합하여 튜불린 중합을 억제함으로써 미소관의 형성을 방해한다. 빈블라스틴 및 빈크리스틴을 추출해낸 식물이 과거에는 Vinca속(屬)으로 분류됐기 때문에 빈카알칼로이드(vinca alkaloid)라고 불리고 있다.

### • 튜불린 중합을 안정화시켜도 분열이 멈춘다

콜히친이나 빈카알칼로이드와는 반대로 튜불린 중합을 안정화시켜서 분열을 중지하는 약물로 파클리탁셀(paclitaxel)이 있다. 탁솔은 주목(朱木, 그림 4)에서 추출한 화합물로 그 명칭은 주목의 학명인 Taxus에서 유래한 것이다. 기원전부터 유럽에서는 주목 나무에 독이 있다고 알려져 있었다. 주목 나무는 딱딱하면서도 잘 휘어져서 옛날에는 활을 만드는 데 쓰였다고 한다. 주목나무의 학명인 Taxus는 '활'을 의미하는 그리스어 toxon에서 유래하였으며, 또한 영어에서 독소를 의미하는 toxin의 어원이 되었다.

1960년대 태평양 주목(*Taxus cuspidata*)의 나무 껍질에 함유된 성분이 백혈병 치료효과가 있다는 사실이 알려졌으며, 1971년에 그 유효성분인 탁솔의 구조가 밝혀졌다. 그러나 주목 나무는 생육이 느리고, 더구나 나무 껍질을 벗겨내면 나무가 고사해 버리기 때문에 그대로는 멸절위기종이 되고 만다. 그래서 탁솔 합성법을 목표

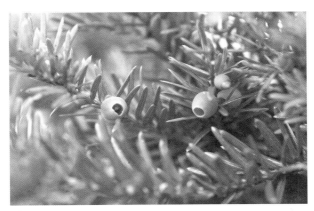

그림 4 | **주목(朱木)나무**
파클리탁셀의 원료가 된다. (사진제공 : 岐阜薬科大学 酒井英二)

로 세계적으로 뜨거운 경쟁이 일어났다. 탁솔의 안정적인 공급은 서양 탁솔(*Taxus baccata*)에서 대량으로 채취되는 물질 박카틴III(baccatin III, baccata에서 유래)를 원료로 반합성이 가능하게 됨으로써 해결되었다.

탁솔은 β 튜불린에 결합해 튜불린 중합을 안정화함으로써 탈중합을 억제한다. 앞서 언급한 바와 같이 미소관은 중합과 탈중합을 반복하지 않으면 기능하지 않으므로 탁솔이 튜불린의 중합을 안정화시키면 세포분열은 멈추게 된다.

탁솔이라는 이름은 원래 일반명(generic name)이었지만, 브리스톨 마이어스(Bristol-Myers Squibb, BMS)사가 일반명을 상품명으로 등록해버렸다. 그래서 통상적인 명명법과는 반대로 상표보다도 나중에 일반명이 붙게 되었다. 그 새로운 일반명이 파클리탁셀(paclitaxel)이다. 파클리탁셀의 무리들은 총칭해서 탁산계(taxane係)라 불린다. 빈카 알칼로이드가 혈구계 종양에 효과가 뛰어난 반면, 탁산계 약물은 유방암이나 일부 폐암 등에 쓰인다.

**참고문헌**

· John Mann (竹内敬人 訳): 特効薬はこうして生まれた "魔法の弾丸"をもとめて, 青土社 (2001)
· Norman Taylor: 世界を変えた薬用植物 (難波恒雄, 難波洋子訳注), 創元社 (1972)
· Royston M. Roberts (安藤喬志 訳) セレンディピティー──思いがけない発見・発明のドラマ, 化学同人 (1993)
· 植松 黎: 毒草を食べてみた, 文藝春秋 (2000)

의약품으로서의 쓰임은 줄었지만 콜히친은 농작물의 품종개량에서도 활약한다. 씨 없는 수박 등 배수체(polyploidy)를 제작하기 위해 콜히친 처리를 한다.

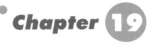
# 화학병기를 치료에

*알킬화제(alkylating agent)*

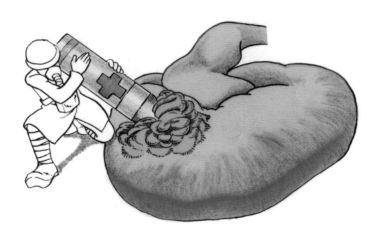

**제** 1차 세계대전 당시 독일의 천재화학자 하버가 만든 화학병기 황십자(黃十字)가스는 예상을 뛰어넘는 맹독이었다. 그 세포분열 억제작용에 주목한 미국은 비밀리에 항암제로 사용하고자 시도한다.

전쟁시 대량살상을 목적으로 개발된 화학병기는 인류가 만들어 낸 가장 악명 높은 독극물일 것이다. 항암화학요법에 쓰이는 항암제 제 1호는 알킬화제 (alkylating agent)라고 불리는 물질인데, 이 약은 화학병기를 기초로 만들어진 것이다. 실로 '독과 약은 종이 한 장 차이'인 것이다.

### · 노벨상 수상자가 개발한 독가스

20세기 전반 제1차 세계대전이 확전되던 당시의 전쟁이란 주로 보병전이었다. 구멍을 파고 보병이 들어가는 참호전. 이 보병을 '잡아내기' 위해 참전국들은 다양한 종류의 독가스 개발을 시도하였다. 그런 화학병기들 가운데 독일에서 합성되어 당시 '황십자(Gelbkreuz)'라고 불렸던 2,2'-디클로로디에칠설피드(dichlorodiethyl sulfide)가 있다. 이 물질의 개발에는 수소와 질소로부터 암모니아를 합성해 독일을 합성화학의 세계적 선두주자로 일으켜 세운 유기화학자 프리츠 하버(Fritz Haber)의 공헌이 컸다.

하버는 '암모니아 합성법의 개발'로 1918년 노벨 화학상을 수상했다. 이 해는 제1차 세계대전이 끝난 해로 독일은 패전국이었다. 이것을 페니실린의 예와 비교해 보자. 제2차 세계대전이 끝난 1945년 노벨 생리의학상은 페니실린을 발견한 플레밍과 그 실용화에 공헌한 플로리, 체인에게 주어졌다. 이 3인이 모두 승전국이었던 영국에서 일했다는 점과 페니실린이 수많은 병사들을 감염증에서 구해냈다는 점을 고려하면 페니실린 연구에 수여된 노벨상은 지극히 당연하다고 생각된다. 하지만 패전국에서 화학병기 생산에 관여했음에도 불구하고 노벨상을 수상했다는 사실은 하버의 공적이 얼마나 뛰어난 것이었는지를 역설적으로 말해준다.

### · 머스타드 가스의 위력

'황십자'라 불렸던 독가스는 당초 적의 시각을 일시적으로 마비시킬 목적으로 개발된 것이었다. 그러나 독성은 그 정도에서 그치지 않았다. 1915년 벨기에

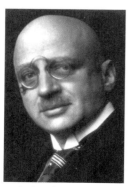

그림 1 | **프리츠 하버**
암모니아와 머스타드 가스의 합성법을 확립함.

이쁘르(Ypres, 그림 2)에서 벌어진 전투에서 독일은 영불 연합군에게 이 신형 독가스 공격을 감행하였고 연합군 병사들은 순식간에 비참한 상황에 빠졌다. 병사들은 결막이나 기도 등의 점막이 파괴되고, 피부에는 궤양이 생겼다.

하버가 합성한 '황십자'는 이 가스가 사용된 전투지 이쁘르의 이름을 따서 이쁘리트(Yperite)라고 불렸으며, 또 그 특유의 냄새로 인해 영국에서는 머스타드(겨자) 가스라고도 불렸다. 강력한 독가스를 손에 넣은 독일군이 차후 전선을 유리하게 전개할 수 있으리라 기대한 것도 무리는 아니다. 그러나 그 성분과 제조법은 연합군의 손에 즉시 분석되었고, 이후에는 미국에서도 이쁘리트를 합성할 수 있게 되면서 전선 여기저기에서 독가스끼리 맞붙는 양상이 벌어져 결국 전쟁은 진흙탕 싸움이 되고 말았다.

머스타드 가스에 의한 참극은 제2차 세계대전에서도 이어졌다. 1943년 이탈리아 남부에 있는 군항 바리를 독일 공군이 폭격하여 연합군의 화물선 존 하비호가 격침되었다. 이 배는 미국제 머스타드 가스를 대량으로 싣고 있었다. 침몰된 배에서 간신히 탈출한 선원들도 바다에서 표류하는 사이 머스타드 가스에 노출되면서 이 약물을 전신에 바르는 꼴이 되고 말았다. 그리고 구출된 승조원들에게는 감염증이 엄

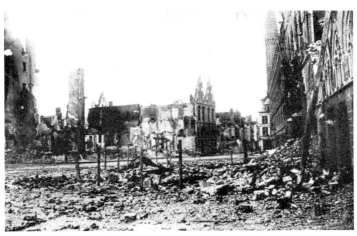

그림 2 | 이쁘르(Ypres)
제1차 세계대전으로 괴멸적 타격을 받았다.

습해왔다. 원인은 백혈구 감소로 인한 면역저하였다.

### • 독가스에서 얻은 화합물을 종양 치료제로

이런 참사의 이면에서 머스타드 가스를 의학적으로 응용하려는 연구가 극비리에 시도되었다. 미국 예일대의 알프레드 길맨(Alfred Gilman)과 연구진은 머스타드 가스의 백혈구 감소작용에 착안해 황십자 가스를 바탕으로 합성된 2,2'-디클로로-N-메칠디에칠아민(2,2'-Dichloro-N-methyldiethylamine, 메클로레타민(Mechlorethamine), 별명은 나이트로젠 머스타드)을 치료제로 시험사용했다. 1942년의 연구기록에 의하면 최초의 환자는 이미 어느 치료에도 반응이 없던 말기 상태였지만 나이트로젠 머스타드 투여로 종양은 극적으로 축소되었다고 한다. 하지만 아쉽게도 그 효과는 일시적이어서 종양세포는 이 약물에 대해 곧 내성을 획득해 재발해버렸다. 그러나 이 실험으로 종양의 증식을 억제하는 화합물의 존재가 명백해졌다.

여담이지만, 길만은 당시 공동연구자였던 루이스 굿맨(Louis Goodman)과 함께 「약리학의 바이블」이라 불리는 불후의 명저 「The Pharmacological Basis of Therapeutics」를 저술했다. 이 교과서는 지금도 개정판이 계속 발간되고 있는데, 초판이 나온 시점이 나이트로젠 머스타드의 치료응용보다 앞선 1941년이었다는 점은 기록할 가치가 있을 것이다. 더불어 같은 1941년에 태어난 길만의 아들이 1994년 G단백질의 발견으로 노벨 생리의학상을 수상한 알프레드 굿맨 길맨(Alfred Goodman Gilman, 여기서 굿맨은 미들 네임, 역주-Louis Goodman을 기린 것이라 한다)이다.

나이트로젠 머스타드를 개량해 만든 디클로포스파미드, 메팔란, 부술판 등의 항암제를 총칭해 알킬화제라 부른다. 알킬화제는 DNA 및 DNA 결합단백의 특정부위에서 알킬화(alkylation, DNA 가닥의 특정 부위에 있는 수소를 알킬기로 치환함)라는 화학반응을 일으켜 입체구조를 파괴시킴으로써 세포분열을 멈춘다. 이런 기전을 가진 항암제는 정상인조차도 증식이 빠른 모근(毛根)세포, 소화관 상피세포나 혈구계 세포의 증식을 멈추어 버리기 때문에, 부작용으로 탈모, 소화관장애, 골수억제(조혈세포 장애) 등을 일으킨다.

아이러니하게도 전쟁이 신약개발을 가속화한 예는 결코 적지 않다. 페니실린이나 글루코코르티코이드는 그 대표적인 예이다. 국가가 통제해 대학과 산업계를 아우르는 큰 프로젝트이기 때문에 투입되는 인력, 돈의 차원이 다를 터이다. 그러나 설령 그렇다고 해도 전쟁은 피하고 싶다.

### 참고문헌

· 宮田親平: 毒ガス開発の父ハーバー 愛国心を裏切られた科学者, 朝日新聞社 (2007)
· John Mann (竹内敬人訳): 特効薬はこうして生まれた―"魔法の弾丸"をもとめて, 青土社 (2001)
· Jean Tardieu de Maleissye, (橋本 到, 片桐 祐訳): 毒の歴史―人類の営みの裏の軌跡, 新評論 (1996)
· 山崎幹夫: 歴史の中の化合物―くすりと医療の歩みをたどる, 東京化学同人 (1996)

굿맨과 길맨의 약리학 교과서, 마찬가지로 명저로 소문난 레닌저(Lehninger) 생화학의 초판은 모두 저자가 대단히 젊은 시절에 쓴 것이다. 당시 일반적이었던 유명한 대가의 부탁으로 많은 집필자가 분담해 저술한 두꺼운 교과서와는 명백히 스타일이 다르다. 그들이 이런 교과서를 쓴 동기를 한번 물어보고 싶다.

# Chapter 20

# 농약중독에서 치매치료까지

### 콜린에스테라제 억제제

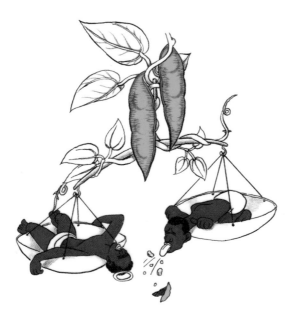

신경전달물질 아세틸콜린을 파괴하는 효소인 콜린에스테라제를 억제하는 물질은 예로부터 독극물로서 재판에 쓰였으며, 이후 신경연구에 큰 도움을 주었다. 지금은 치료약으로도 한 몫을 하고 있다.

경들끼리 정보를 주고받는 데는 아세틸콜린이라는 물질이 중요한 역할을 하고 있다. 아세틸콜린 에스테라제(통칭 콜린에스테라제)는 이 아세틸콜린을 분해하는 효소로(그림 1), 그 억제제는 약 또는 독으로서 우리 주변에 존재한다.

### • 신경흥분을 전달하는 물질의 존재

신경 세포의 정보전달은 전기적 흥분(신경전도)에 의한 개별 세포내의 전달과 다른 세포들 사이의 시냅스(신경전달)로 이루어진다.

신경전달이 화학물질에 의해 이루어진다는 것을 실험적으로 증명한 사람은 오토 뢰비(Otto Loewi)이다. 1921년 그는 오스트리아의 그라츠(Graz) 대학에서 후세에 이름을 남길 유명한 실험을 하였다. 우선 개구리의 심장을 미주신경(부교감신경)이 이어진 상태에서 적출한다. 그 미주신경을 자극하면 심장박동이 느려진다. 그 심장에서 용액을 추출하여 다른 심장에 주입하면, 주입한 또 다른 심장까지도 느려지는 것을 확인할 수 있었다(그림 2).

당시 신경전달이 전기적인 흥분만으로 실행되는지, 추가적인 화학물질의 개입이 있는지에 대한 격렬한 논쟁이 있었지만, 이 실험은 신경정보를 전달하는 화학물질

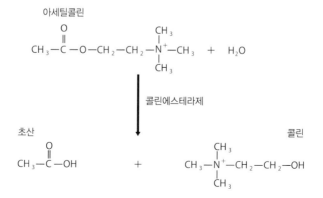

**그림 1 | 콜린에스테라제에 의한 아세틸콜린의 분해**
신경전달물질인 아세틸콜린을 가수분해함으로써 콜린 작동성 뉴런의 신경전달을 차단시킨다.

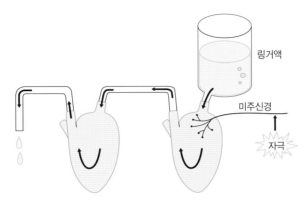

링거액

미주신경

자극

그림 2 | **뢰비의 실험**
미주신경을 자극한 개구리 심장의 관류액을 또 다른 심장에 흘리면, 그 심장 역시 잠시 후 맥박이 느려진다. 이 실험
에 의해 신경전달 물질의 존재가 증명되었다.

이 존재한다는 결정적인 증거가 되었다. 뢰비는 실험 벌레로 알려졌는데, 자다가
꿈에서 본 실험을 재빨리 일어나 메모를 하고 그것을 실험실에서 실행하였다. 이
심장 실험도 역시 꿈에서 본 것 중 하나라 한다.

### 독콩을 먹여 재판을

　신경전달물질의 존재를 확신한 뢰비는 미주신경에서 나온 물질이 아세틸콜린이
아닐까 생각했다. 당시 미주신경을 작동시킬 가능성이 있다고 여겨지던 후보분자
들 가운데 아세틸콜린만이 신속한 작용소실, 아트로핀에 의한 길항 등 미주신경 자
극에서 관찰되는 현상에 합당한 성질을 갖고 있었기 때문이었다.

　이런 뢰비의 아세틸콜린 가설을 확립하는데 도움을 준 것이 에제린(eserine, 별
명 피조스티그민(physostigmine))이라는 물질이었다. 에제린은 서아프리카 원산
의 피조스티그마 베네노숨(*Physostigma venenosum*)이라는 콩과(科) 식물의 종자
인 칼라바 콩(calabar bean)에서 19세기 중반에 분리된 물질이다. 이 콩은 현지에
서는 에세레(esere)라고도 불려서 피조스티그민이나 에제린이라는 물질명은 여기
서 유래한다. 칼라바 콩은 또한 '재판의 콩'이라는 별명이 있다. 원산지에서는 재판
에서 이 콩을 피고에게 먹여 죽는지, 죽지 않는지로 유무죄를 결정한다고 하는 괴

기스런 용도로 썼다고 한다.

에제린은 아세틸콜린의 분해효소인 콜린에스테라제를 억제한다. 콜린에스테라제는 미주신경에서 분비되는 아세틸콜린을 신속히 가수분해한다. 여기에 에제린을 첨가하면 그 분해가 느려지고, 미주신경 자극에 의한 현상은 증강되며, 더구나 길게 연장된다. 이런 에제린의 작용은 신경을 실험적으로 연구하는 데 크게 유용했다. 또한 조직에 함유된 아세틸콜린의 양은 극히 적은데다 분해도 신속하기 때문에 그 분해를 멈추지 않으면 아세틸콜린의 함량을 측정하는 것은 불가능하다. 에제린에 의한 콜린에스테라제 억제는 조직 내에 포함된 아세틸콜린의 검출을 가능하게 했다.

뢰비가 존경하던 그의 친구 헨리 데일(Henry H. Dale)은 에제린을 사용하여 자율신경 신경절에 아세틸콜린이 존재한다는 사실을 밝힘으로써 신경전달이 화학물질에 의해 매개됨을 증명했다. 뢰비와 데일은 1936년 노벨 생리의학상을 공동으로 수상했다(그림 3).

### 콜린에스테라제를 억제하는 독극물

콜린에스테라제 억제제는 신문지상이나 일상생활 중 의외의 장소에서 만나는 경우가 있다. 예를 들어, 옴진리교 사건*으로 유명한 사린(sarin)은 에스테라제 억제제의 중추신경도달성과 독성을 현저히 높인 화학병기이다.

그리고 우리 주변에서 가장 가까이 사용되는 콜린에스테라제 억제제는 농약으로 이용되는 유기인제(organic phosphate)일 것이다. 저자는 종합병원에서 얼마간 근무한 적이 있는데, 매년 수 차례 농약산포 사고, 또는 자살 목적의 유기인 중독환자를 진료했다. 환자의 동공은 극히 작아져(축동(縮瞳), miosis) 빛을 비춰도 커지지 않던 것이 기억에 선명하다.

2008년 중국제 냉동만두에 섞여 들어간 독극물로 인한 중독사건이 세간을 떠

---

역주

도쿄 지하철 사린 사건(東京地下鉄サリン事件), 일본의 종교단체 옴진리교가 1995년 3월 20일 도쿄 지하철에서 사린가스를 살포하는 테러를 저질러 승객과 역무원 등 12명이 사망한 사건.

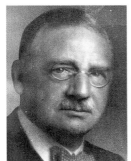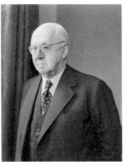

그림 3 | **뢰비(왼쪽)과 데일(오른쪽)**
신경전달에 관한 연구로 1936년 노벨 생리의학상을 수상했다.

들석하게 했는데, 그 당시의 독극물인 메타미드호스(metamidophos)나 디클로르보스(dichlorvos)도 역시 유기인제이다(그림 4). 사린이나 유기인제에 의한 중독에서는 축동 외에도 과잉 아세틸콜린에 의한 서맥이나 발한, 기도 연축 등이 일어난다.

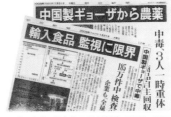

그림 4 | **유기인제 오염식품을 전하는 보도**
식품에 대한 불안이 사회를 크게 동요시켰다.
(아사히신문, 2008년 1월 31일 게재)

### 약도 되는 콜린에스테라제 억제제

콜린에스테라제 억제제는 독으로 취급되지만 한편으로 의약품으로도 사용되고 있다. 이 약물은 신경종말에서 아세틸콜린의 농도를 올려 신경근접합부(운동신경종말이 골격근에 접해서 명령을 전하는 부분)의 아세틸콜린과 니코틴양수용체 사이에서 신경전달을 증강시킨다. 이런 성질을 이용해 중증근무력증(重症筋無力症, Myasthenis gravis)이라는 질환의 치료에 쓰어 왔다. 중증근무력증은 니코틴양수용체에 자가항체가 생겨서 신경근접합부의 신경전달이 차단되어 힘을 못 쓰게 된다. 그 치료로는 신경근접합부에서 약해진 신경전달을 보강하는 수단의 하나로 콜린에스테라제 억제제가 쓰인다.

콜린에스테라제 억제제의 또 하나의 치료약 응용례는 치매이다. 1970년대에 치매의 원인이 뇌내 아세틸콜린작동성 신경의 변성이라는 콜린가설(cholinergic hypothesis)이 제창되었다. 알츠하이머병 환자의 뇌를 부검한 연구에서 아세틸콜린의 합성효소인 아세틸콜린 트란스페라제나 분해효소 콜린에스테라제가 저하되어 있다는 사실 등이 그 근거였다. 에자이(Eisai)사의 스기모토 하치로(彩本八郎, 현재 교토대학교수)는 콜린에스테라제 억제제를 치매치료제 개발의 전략으로 삼아 연구를 추진했다. 그리하여 고지혈증의 치료제로 개발하고 있던 화합물 중에서 우연히 아세틸콜린과 비슷한 작용을 가진 것을 발견한 것을 계기로 새로운 구조의 콜린에스테라제 억제제 개발에 성공했다.

이를 바탕으로 만들어진 치매치료제가 도네페질(donepezil, Aricept®)이다. 치매의 치료에는 다양한 기전을 이용한 약물 개발이 진행되고 있지만 현재 가장 일반적인 것은 콜린에스테라제 억제제이다.

**참고문헌**

- H.H. デール: "神経インパルスの作用の化学的伝達に関する最近の進歩", ノーベル賞講演 =生理学・医学・1930 ～ 1936 (5) (川喜田愛郎, 渡辺 格, 塚田 裕三編), 講談社, p219-235 (1985)
- O. レーヴィ: "神経活動の化学的伝達", ノーベル賞講演=生理学・医学・1930 ～ 1936 (5) (川喜田愛郎, 渡辺 格, 塚田 裕三編), 講談社, p236-255 (1985)
- Norman Taylor: 世界を変えた薬用植物 (難波恒雄, 難波洋子訳注), 創元社 (1972)
- Solomon H. Snyder (佐久間 昭 訳): 脳と薬物, 東京化学同人 (1990)

『옴진리교 사건취재 전행동(全行動)』(마이니치신문 사회부, 마이니치신문사 간행, 1995년)에 의하면, 지하철 사린 가스 사건의 피해자는 "역에서 나오자 깜깜해서 구름이 낀 건가 했다. 그런데 태양이 나와 있었기에 눈이 전혀 보이지 않는다는 것을 깨달았다"라고 진술했다. 극도의 축동이 일어난 탓일 것이다.

# Chapter 21

# 예뻐지고 싶다

## 아트로핀

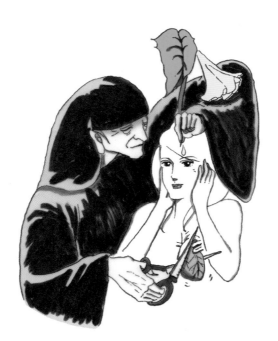

● **위**장이나 안과 검사에 널리 쓰이는 아트로핀. 원래는 식물에 함유된 독이다. 옛날 유럽에서는 독이라는 것을 알면서도 여성의 화장품으로 사용해왔다.

아트로핀은 친근한 약이다. 예를 들면 병원에서 위장조영술같은 것을 받을 때 "지금부터 위장의 움직임을 멈추는 약을 주사합니다" 라고 하면서 주사하던 약물, 그게 바로 아트로핀이다. 이 주사를 맞은 후에 심장이 두근두근거리고, 목이 마르며, 눈이 부시는 느낌을 경험한 사람도 있을 것이다. 그런 현상은 왜 일어나는 것일까?

### • 부교감신경의 작용을 멈추는 아트로핀

우리들의 몸에는 불수의운동을 조절하는 자율신경이 그물처럼 펼쳐져 있다. 자율신경은 일단 신경절에서 세포를 바꿔 탄 후에 심장이나 위 등의 최종목적지(효과기)에 도달한다(그림 1). 자율신경은 긴장시에 작용하는 교감신경과 이완(relax)하고 있을 때 작용하는 부교감신경으로 이루어져 있다. 아트로핀이 몸의 다양한 곳에서 작용하는 이유는 이 약이 몸의 다양한 장기로 뻗어 있는 부교감신경과 효과기

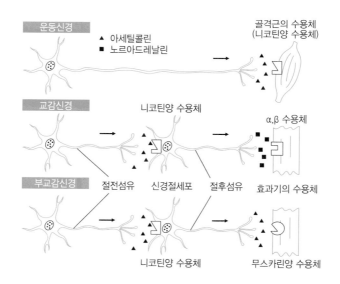

**그림 1 | 운동신경과 자율신경의 신경전달**
운동신경과는 달리, 자율신경(교감신경 및 부교감신경)은 신경절에서 신경절세포에 접속한 후에 절후섬유를 거쳐 최종목적지인 장기(효과기라 함)에 도달한다. 각각의 접합부(synapse)에는 고유의 신경전달물질과 수용체가 있다.

의 접점에 작용하기 때문이다.

신경전달물질인 아세틸콜린의 수용체는 니코틴양수용체와 무스카린양수용체, 2종류로 분류된다. 니코틴은 담배(학명 *Nicotiana tabacum*)에 함유된 물질이고, 무스카린은 독버섯인 광대버섯(학명 *Amanita muscaria*)에서 추출된다(그림 2).

예를 들어 자율신경 접합부의 절전섬유와 절후섬유 사이의 신경전달은 교감신경이든 부교감신경이든 아세틸콜린과 니코틴양수용체에 의해 이루어진다. 이전의 콜린에스테라제 억제제에 관한 챕터에서 중증근무력증을 설명할 때 등장했던 운동신경과 골격근 사이의 전달(신경근접합부)도 역시 아세틸콜린과 니코틴양수용체에 의한 것이다.

한편 부교감신경의 절후섬유(postsynaptic neuron)와 효과기 사이의 신경전달은 아세틸콜린과 무스카린양수용체에 의해 일어난다(그림 1). 아트로핀은 이 무스카린양수용체의 작용을 억제하는 안타고니스트이다(competitive antagonist of the muscarinic acetylcholine receptors).

아트로핀은 부교감신경에서 아세틸콜린의 작용을 차단할 목적으로 사용된다. 즉, 부교감신경의 작용과는 반대의 현상이 일어난다. 예를 들면 심장이 빠르게 뛰게 되고, 위장의 운동은 멈추며, 침 분비가 멎기 때문에 목이 마르게 된다. 또 아트로핀을 투여하면 동공이 커지게 된다(산동(散瞳), mydriasis). 아트로핀을 주사한 후에 눈이 부신 것은 이 때문이다.

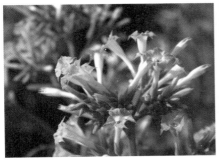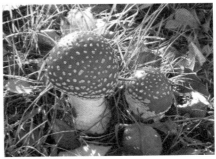

그림 2 | **담배(왼쪽)와 광대버섯(오른쪽)**
각각에서 추출한 니코틴과 무스카린은 아세틸콜린 수용체의 서브타입(subtype)을 설명하는 실마리가 되었다.

• 조직에 특이적인 무스카린양수용체의 존재

수용체에 대한 연구가 진전되면서 무스카린 수용체도 1종류가 아니라는 사실이 밝혀졌다. 1970년대에 오스트리아 그라츠(Graz) 대학의 루돌프 함머(Rudolf Hammer)는 무스카린양수용체의 아고니스트로서 위산분비를 자극하는 피렌제핀(pirenzepine)이라는 물질이 심장에서는 아트로핀과 달리 빈맥을 유발하는 않는다는 사실을 근거로 심장에는 특이적인 서브타입(아형)의 수용체가 있으리라고 생각했다.

그와 함께 공동연구를 하던 쿄토대학의 교수 누마 쇼사쿠(沼 正作)는 1986년에 무스카린양수용체의 서브타입인 $M_1$ 수용체(뇌·자율신경계에 많음)를, 이듬해에는 $M_2$ 수용체(심장에 많음)를, 나아가 미국 NIH의 톰 보너(Tom Bonner)는 $M_3$(평활근) 및 $M_4$·$M_5$(모두 신경계)를 클로닝(유전자복제)했다. 이런 유전자를 개별적으로 발현시킴으로써 각 서브타입에 선택적으로 작용하는 약물을 조사하는 것이 가능하게 되었다.

무스카린양수용체 가운데 $M_3$라 불리는 서브타입은 기도나 장관의 평활근에 다수 분포한다. 아세틸콜린에 의해 기도는 수축하므로 $M_3$ 수용체의 안타고니스트(길항제)는 반대로 기도를 확장시킨다. $M_3$ 무스카린양수용체 안타고니스트인 티오트로피움(tiotropium)은 만성기도폐쇄성폐질환(chronic obstructive pulmonary

그림 3 | **만성폐쇄성폐질환**
정상의 폐는 폐포라는 작은 방으로 나뉘어져 있어 얇게 자른 절편에서는 벌집을 슬라이스한 것처럼 보인다(왼쪽). 만성폐쇄성 폐질환에서는 기도의 폐쇄로 인해 폐포가 파괴된다(오른쪽). 축척자는 500 μm를 나타낸다. (사진제공 : 아이치(愛知)의과대학 橫井豊治)

disease, COPD)라고 불리는 만성폐질환의 치료에 사용된다(그림 3). 원래 $M_3$ 수용체는 기도에만 분포하는 것이 아니다. 그래서 다른 조직에 대한 약물 영향을 최소화하기 위해서 티오트로피움은 흡입제로 사용한다.

### · 눈동자를 예쁘게 하는 약

아트로핀은 벨라도나 알칼로이드 물질의 일종이다. 이것은 옛날에 아트로핀을 추출하던 식물, 아트로파 벨라도나(*Atropa belladonna*)에서 유래하고 있다. 벨라도나는 이탈리아어로 'bella donna = 아름다운 여성' 을 의미한다(알칼로이드(alkaloid)는 질소를 포함하는 염기성 물질의 총칭으로, 「알칼리와 같은 것」이란 의미) 아트로핀을 사용하면 눈동자가 산동되어, 눈이 또렷해져 보인다. 그래서 중세 유럽에서는 이 식물의 추출물을 눈에 넣어서 화장품으로 사용했다. 벨라도나라는 말의 어원은 바로 이것이다).

아트로핀이라는 약품명, 또는 아트로파라는 식물명의 어원은 아트로포스(Atropos)라는 그리스 신화의 여신이다. 아트로포스는 인간의 운명을 좌우하는 세 여신 중 한 명이다. 운명의 실을 잣는 여신은 클로토(Klotho), 운명의 실의 길이를 재는 여신은 라케시스(Lakhesis), 그 실을 끊어서 운명을 종결시켜 버리는 여신이 바로 이 아트로포스이다.

여기서 알 수 있듯이 아트로핀의 명칭은 그 치명적인 독성에서 유래한다. 검사에

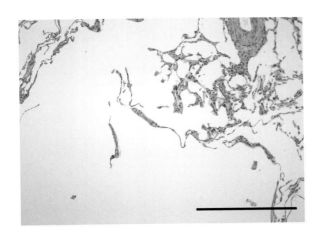

사용되는 정도로는 문제없지만, 쓰기에 따라서는 독이 될 수 있다. 중세의 여성은 자신을 아름답게 보이기 위해 독이라는 것을 알면서도 이 물질을 썼던 것 같다. 위험을 감수하고서라도 '예뻐지고 싶다' 는 기분은 동서고금에 차이가 없는 듯하다.

**참고문헌**

· 山崎幹夫: 毒の話, 中央公論新社 (1985)
· Solomon H. Snyder (佐久間 昭 訳) : 脳と薬物, 東京化学同人 (1990)
· Norman Taylor: 世界を変えた薬用植物 (難波恒雄, 難波洋子訳注), 創元社 (1972)
· 植松 黎: 毒草を食べてみた, 文藝春秋 (2000)

과거 아트로핀에 의한 동공산동이 코스메틱(cosmetic) 목적으로 쓰였다는 에피소드를 강의 중 학생들에게 들려주면 미심쩍은 얼굴을 보이는 경우가 많다. 그러나 미의 기준은 시대에 따라 달라지는 법이다. 가령 화가 르누아르가 그린 풍만한 여체는 오늘날 비만 전문가들의 눈에는 어떻게 보일까.

# Chapter 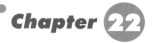 22

## 장티푸스와 식량난의 교훈

*술포닐요소제(sulfonylurea)*

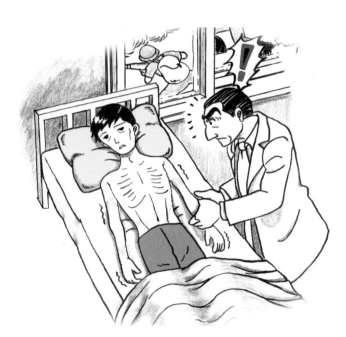

**감**염증 환자가 경련을 일으킨 이유는 항균제에 의한 저혈당 때문이었다. 제2차 세계대전 중의 발견이 경구 당뇨병치료제의 탄생으로 이어진 이야기.

인슐린의 발견은 당뇨병 치료에 있어 실로 기적이었다. 그러나 인슐린은 주사로만 쓸 수 있다. 당뇨병에 효과 있는 먹는 약은 없을까. 경구용 당뇨병 치료제로서 1950년대에 등장한 술포닐요소제(sulfonylurea)는 어떤 약물의 부작용에서 탄생한 것이다.

• 항균제가 경련을 유발했다

1940년대 초 프랑스는 나치 독일의 침공을 받아 궁지에 몰렸다.

남프랑스 몽뺄리에의 내과의사 마르셀 쟝봉(Marcel Janbon)은 장티푸스 환자에게 2254RP라는 술폰아미드 화합물(그림 1)을 항균제로 투약했다. 그 환자들 중 일부에서 오한, 경련이 일어났다. 쟝봉은 이 경련이 인슐린 주사로 인한 저혈당 증상과 유사하다는 것을 알아차렸다.

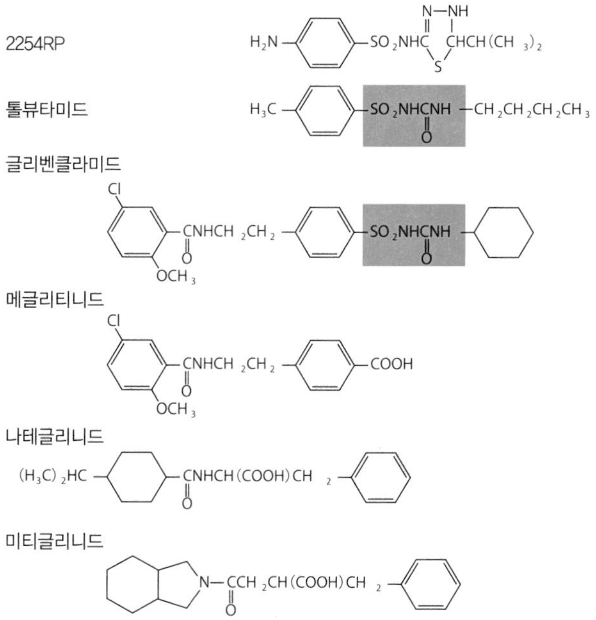

그림 1 | 혈당저하작용을 가진 ATP감수성 K⁺채널 폐쇄약제
Insulinotropic sulfonylurea receptor ligand라고도 불린다. ☐ 부분이 술포닐요소구조이다.

장티푸스에 걸리면 격심한 설사가 일어난다. 당시의 치료로는 설사를 일으키지 않도록 식사를 제한하고, 식사를 체로 걸러서 조금씩 공급한다는 방법이 일반적이었다. 당시로서는 탈수나 영양실조를 수액주사로 치료하는 것이 불가능했다. 이런 식이제한 치료, 독일군의 침공으로 인한 식량난이 저혈당의 원인으로 지목되었다.

몽뻴리에 대학의 생리학자 오귀스뜨 루바띠에르(Auguste Loubatières)는 왜 저혈당이 일어나는지를 면밀히 검토했다. 당시에는 인슐린을 직접 측정하는 것이 불가능했기 때문에 개의 췌장을 적출해 당뇨병을 만들었다(췌장견의 제작, 인슐린 발견편 참고). 그러나 이 개에게는 술포닐요소제를 투여해도 혈당이 떨어지지 않았다(그림 2). 이 실험을 바탕으로 루바띠에르는 2254RP가 췌장 랑게르한스섬의 B세포에 작용해 직접 인슐린 분비를 촉진한 결과 저혈당이 유발된 것이라고 추론했다. 후에 면역화학검사법의 개발로 인슐린을 측정할 수 있게 되면서 루바띠에르의 추측이 정확했음이 증명되었다.

### • 클라인조르게의 회상

이상이 항균제인 술폰아미드계 화합물에서 경구혈당강하제가 태어난 경위로 전해져 오는 이야기이다. 그런데 2254RP에는 술포닐요소 구조는 없다. 술포닐요소제의 원조가 된 카르뷰타미드(carbutamide, Ca1022)의 개발을 제안한 독일의 헬무트 클라인조르게(Hellmuth Kleinsorge)의 회상에 따르면 사정이 조금 달랐던 것 같다. 그에 따르면, 당시 독일과 프랑스는 적대관계였기 때문에 루바띠에르의 2254RP를 사용한 혈당강하 연구는 독일에 알려지지 않았었다고 한다.

술포닐요소제 개발의 원점은 1940년대 후반 동독 드레스덴에 있던 폰 헤이덴(Von Heyden) 화학공장에서 만든 항균제 카르뷰타미드의 임상경험이라는 것이 그의 증언이다. 클라인조르게는 카르뷰타미드의 부작용으로 15례의 저혈당을 경험, 당뇨병 치료제로의 응용을 제안했다. 이것을 받은 폰 헤이덴 화학공장의 책임자는 그 결과를 갖고서 동독에서 서독으로 가버렸다(1952년).

이렇게 해서 술포닐요소제 개발의 주무대는 서측으로 옮겨가 수년 후에는 서독 헤히스트사(Hoechst AG)에서 톨뷰타미드나 글리벤클라미드(그림 1) 등 현재까지도 사용되는 술포닐요소제가 개발되기에 이르렀다고 한다. 최초로 카르뷰타미드

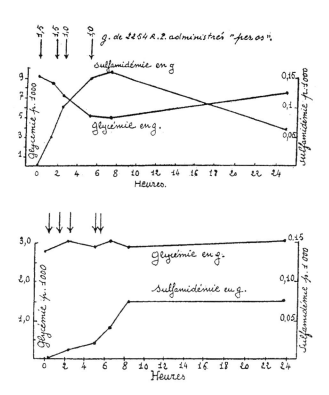

**그림 2 | 루바띠에르에 의한 2254RP의 혈당강하작용**
2254RP를 복용시킨 개에서 보인 혈당저하(위)가 췌장을 적출하면 소실된다(아래). 루바띠에르의 학위논문으로부터.
[Loubatières A.: The discovery of hypoglycemic sulfonamides and particularly of their action mechanism, Acta Diabet, Lat., 6, Suppl., 20-56 (1969)]

에 의한 저혈당을 관찰해 당뇨병 치료제로서의 가능성을 시사한 클라인조르게의 공헌은 수년 후 그 자신도 서독으로 이주하면서 20년이 지나서야 대외적으로 인정받게 되었다.

### • 세포내 ATP에 의해 닫히는 $K^+$채널

술포닐요소제는 어떻게 인슐린 분비를 증가시키는 것일까. 그 기전이 밝혀지기까지는 쟝봉이나 루바띠에르 등의 보고로부터 약 40년의 시간이 필요했다.

1983년 노마 아키노리(野間昭典, 당시 국립생리학연구소)는 심근에서 세포내의 ATP(아데노신 3인산)에 의해 닫히는 새로운 칼륨 채널을 발견한 바 있다(ATP감수성 $K^+$채널). 이 채널은 심근에서 ATP농도가 저하된 경우, 예를 들면 협심증이나 심근경색 등 심근이 산소부족에 노출된 경우에 열려서 세포의 흥분성, 즉 심근 운동량을 떨어뜨리는 안전판 역할을 맡고 있다.

한편 인슐린을 분비하는 췌장 B세포에서는 이와는 반대로 채널이 닫힐 때 작용이 일어난다. 혈당(포도당)이 상승해 그 대사산물인 세포내 ATP가 증가하면 이 채널이 닫힌다. 그러면 세포막 탈분극이라는 현상이 일어나 세포의 흥분성이 증가되고, 이에 반응해 세포막에 있는 전위의존성 $Ca^{2+}$ 채널을 통해 세포내로 $Ca^{2+}$이 유입되면서 인슐린 분비가 일어난다(그림 3). 술포닐요소제의 작용은 ATP감수성 $K^+$채널을 닫아 인슐린 분비를 일으키는 것이다(그림 4).

ATP감수성 $K^+$채널은 칼륨 이온($K^+$)이 지나다니는 통로를 둘러싸듯이 Kir6.2라는 분자 4개가 위치하고, 그 주위를 술포닐요소수용체(sulfonylurea receptor 1, SUR1) 4분자가 덧싸고 있는 꽃잎같은 구조를 하고 있다(그림 5). 이후의 연구를 통해 Kir6.2와 SUR1 유전자상의 특정 변이가 신생아 저혈당이나 신생아 당뇨병 등의

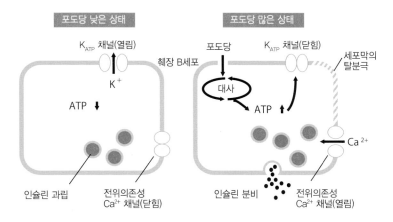

**그림 3 | ATP감수성 $K^+$채널을 통한 인슐린 분비**
세포내에서 포도당이 대사됨에 따라 증가된 ATP가 ATP감수성 $K^+$채널을 닫으면, 세포막이 탈분극하면서 전위의존성 $Ca^{2+}$ 채널이 열린다. 그로 인해 $Ca^{2+}$ 유입이 일어나고, 세포내 $Ca^{2+}$ 상승은 인슐린 분비를 야기한다.

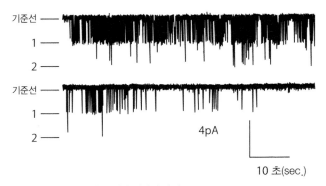

그림 4 | **술포닐요소제에 의한 ATP감수성 K+채널 폐쇄의 발견**
ATP감수성 K+채널을 통한 K+전류(수직방향의 움직임으로 표시됨)가 술포닐요소제인 톨부타미드에 의해 감소되었다(아래). (Sturgess N. C., et al, 1985)

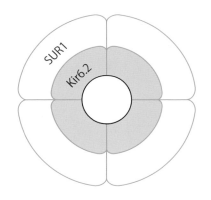

그림 5 | **ATP감수성 K+채널의 분자구조**
중심 부분을 K+가 통과한다. 이온이 통과하는 부분은 4개의 Kir6.2분자로 구성되고 그것을 4분자의 SUR1이 감싸고 있다.

대사이상을 동반한 유전성질환을 일으킨다는 사실도 밝혀졌다.

카르뷰타미드(carbutamide) 이후의 경구혈당강하제는 총칭해 술포닐요소(sulfonylurea)제라 불려왔다. 술포닐요소 구조가 이들 약물에 있어 필수적인 부분으로 생각되어 왔지만, 이후 술포닐요소제인 글리벤클라미드(glibencla-mide) 가운데 술포닐요소 구조가 없는 부분에서 파생된 HB-699(후에 메글리티니드(meglitinide)라 불리게 됨)도 마찬가지로 ATP감수성 K+채널을 닫으며 인슐린 분비를 촉진하는 것으로 밝혀져 학계를 놀라게 했다. 술포닐요소 구조가 없는 데도 ATP감수성 K+채널을 폐쇄하는 물질로서 나테글리니드, 미티글리니드가 알려져 있다.

요즈음은 '예상 외의 부작용'이라면 바로 그 약이 지닌 위험성만 클로즈업되기 쉽다. 하지만 술포닐요소제의 예에서 보다시피 부작용 기전의 규명은 새로운 치료약제의 발견, 나아가 새로운 이온 채널이나 질병 유전자의 해명 등 큰 발견의 계기가 될 수 있다는 점도 기억해 두어야 할 것이다.

### 참고문헌

· Henquin J.–C.: The fiftieth anniversary of hypoglycaemic sulphonamides. How did the mother compound work?  Diabetologia, 35, 907–912 (1992)
· Kleinsorge H.: Carbutamide—the first oral antidiabetic, A retrospect. Exp. Clin. Endocrinol. Diabetes, 106, 149–51 (1998)
· Ashcroft F.M.: ATP–sensitive potassium channelopathies: focus on insulin
· secretion, J. Clin. Invest., 115, 2047–2058 (2005)
· Loubatières A.: The discovery of hypoglycemic sulfonamides and particularly of their action mechanism, Acta Diabet. Lat., 6, Suppl., 20–56 (1969)
· Sturgess N.C., et al.: The sulfonylurea receptor may be an ATP–sensitive potassium channel, Lancet, 326, 474 – 475 (1985)
· Inagaki N., et al.: Reconstitution of IKATP: an inward rectifier subunit plus the sulfonylurea receptor, Science, 270, 1166–70 (1995)

2254RP에 의한 경련을 본 의사들 중에는 이 약이 간질 발작을 유발했다고 생각한 이들도 적지 않았다고 한다. 지금과 같이 혈당을 그 자리에서 측정할 수 있는 기계도 없던 시대에 그것이 저혈당에 의한 것임을 발견한 쟝봉의 관찰은 실로 예리하다.

# Chapter 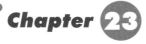 23

# 도마뱀의 독이 혈당을 내리다

*엑센딘-4(exendin-4)*

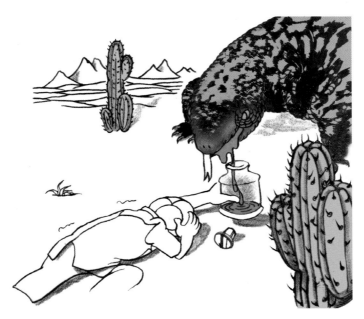

●**글**루카곤과 구조가 비슷한 장관(腸管) 호르몬이 당뇨병 신약개발의 힌트가 되었다. 분해되기 쉬운 이 호르몬의 결점을 보충해주는 펩티드는 신기하게도 도마뱀에서 발견되고… (이번 이야기의 큰 도마뱀은 위의 그림만큼 크지는 않습니다)

식사를 하면 혈액 중에 포도당이 오르고, 여기에 반응해서 췌장의 랑게르한스섬에 있는 B세포에서 인슐린이 분비되면서 혈당이 떨어진다. 가령 포도당을 입으로 먹는 것과 정맥주사하는 것을 비교하면 입으로 먹는 편이 인슐린의 분비가 많다. 이것은 섭취한 당이 장관을 통과할 때 소화관 세포의 호르몬 분비를 자극하고, 그 호르몬이 다시 인슐린 분비를 자극한 결과이다.

소화관의 주된 역할은 음식물 소화, 영양분이나 수분 흡수이지만, 추가적으로 호르몬을 방출하는 내분비기관으로의 작용도 있다. 현재는 많은 종류의 호르몬이 소화관에서 분비된다는 사실이 알려져 있는데, 그 중 인슐린 분비를 증가시키는 소화관 호르몬을 총칭해 인크레틴(incretin)이라 부르고 있다.

### ・ 글루카곤과 닮은 장관의 GLP-1

인크레틴 가운데 하나로 글루카곤양 펩티드-1(glucagon-like peptide-1, GLP-1)이 있다. 글루카곤이 랑게르한스섬의 췌장 A세포에서 분비되는 데 반해, 이 GLP-1은 장관상피에 있는 L세포(그림 1)에서 분비된다. 글루카곤과 GLP-1은 프리프로글루카곤 유전자라는 동일 유전자에서 코드화되지만, 생산된 펩티드는 췌장(A 세포)과 장관(L 세포)에서 각각 다른 부분에서 절단되기 때문에 최종산물에 차이가 생긴다(그림 2).

췌장 B세포에서 분비되는 인슐린이 혈당을 떨어뜨리는 데 반해, 췌장 A세포에서 분비되는 글루카곤은 혈당을 올리기 때문에 이 2개의 호르몬은 서로 길항하는 것으로 생각되기 쉽지만 모든 면에서 상반되는 것은 아니다. 췌장 글루카곤에도 인슐린 분비를 증폭시키는 작용이 있다. 그럼에도 불구하고 혈당을 상승시키는 것은 글루카곤에 의한 간에서의 당 방출이 인슐린 분비 증폭에 의한 혈당강하보다 우세하기 때문이다. 장관에서 분비되는 GLP-1 역시 글루카곤과 마찬가지로 인슐린 분비를 증가시키지만, GLP-1은 췌장 A세포에서의 글루카곤 분비를 억제해 간장의 당 방출을 자극하지 않기 때문에 혈당이 떨어지는 것이다.

GLP-1이 혈당을 떨어뜨린다고 한다면 당뇨병 치료에의 응용은 누구나 생각할 수 있는 바이다. 그러나 그 GLP-1을 의약품으로서 쓰기에는 문제가 있었다. 체내에서 수명이 짧다는 점이다. 혈중 GLP-1은 N말단에서 2번째의 알라닌과 그 다음

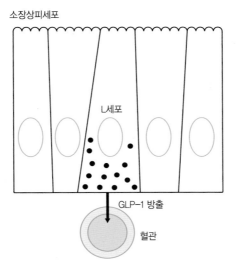

그림 1 | **장관 L세포와 DPP IV**
장상피에 있는 L세포는 장관을 지나가는 소화물에 포함된 영양소에 자극받아 혈중으로 GLP-1을 방출한다. 혈관의 내피세포와 혈중에는 분해효소 DPP IV가 존재하기 때문에 분비된 GLP-1은 그 자리에서 분해된다.

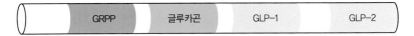

그림 2 | **프리프로글루카곤(preproglucagon) 유전자**
글루카곤은 프리프로글루카곤 유전자라는 큰 유전자 위에 코드화되어 있다. 이 유전자에는 GLP-1 및 GLP-2 등의 글루카곤과 종류가 유사한 분자들이 직렬로 배치되어 있어서, 췌장 A세포에서는 글루카곤, L세포에서는 GLP-1으로 세포에 따라서 다른 분자가 만들어진다. GRPP:glicentin-related pancreatic peptide

의 글루타민산 사이에서 효소에 의해 절단되면서 활성을 잃고 신장으로 신속히 배설되어 버리기 때문이다. GLP-1을 절단해 활성을 잃게 하는 효소를 디펩티딜 펩티다제 IV(dipeptidyl peptidase IV), 줄여서 DPP IV라 한다(그림 3). 이 효소는 혈관내피에 주로 발현되기 때문에 장관 L세포에서 혈중에 분비된 GLP-1은 즉시 분해되어 버린다.

그래서 GLP-1의 체내 반감기를 늘리려는 시도가 널리 연구되고 있다. GLP-1의

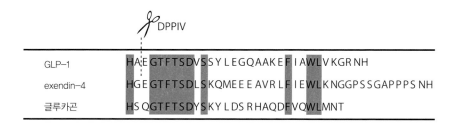

**그림 3 | DPP IV에 의한 분해**
글루카곤 · GLP-1 · exendin-4의 아미노산 배열을 나타낸 그림. 알파벳은 아미노산의 약자. ☐ 는 공통부분을 표시한다. 가위 표시는 DPP IV가 GLP-1을 절단하는 위치를 나타낸다.

일차구조를 변경하거나 화학적 조작을 함으로써 DPP IV에 의한 분해를 막기도 하고, 또는 신장에서의 배설을 느리게 한다. 주사용의 지속형 인슐린을 개발한 기술을 응용해 지속형 GLP-1제제로서 합성된 것이 리라글루티드(Liraglutide)이다. 이것은 GLP-1의 아미노산 배열 일부를 치환하고, 추가로 지방산을 결합시킴으로써 반감기를 연장시킨 것이다.

### • 도마뱀의 독선에 있던 수명이 긴 GLP-1양 펩티드

효소에도 분해되지 않는 GLP-1은 예상치 않은 곳에서 발견되었다. 도마뱀의 독이다. 뉴욕 재향군인의학연구소의 존 엥(John Eng)은 미국남부에서 멕시코에 걸쳐 서식하는 대형 파충류인 힐라 몬스터 도마뱀(Gila monster)의 독액 중에 함유된 생리활성 펩티드를 조사하였다. 엥은 글루카곤 · 세크레틴 · 혈관작동성 장관 폴리펩티드(vasoactive intestine polypetide, VIP) 종류에 속하는 펩티드의 N말단 아미노산이 전부 히스티딘인 점에 주목했다. 그리고 멕시코 독도마뱀(학명 *Heloderma horridum*)의 독액에서 정제한 펩티드 중에서 N말단에 히스티딘을 가진 것만을 선별했다. 엥은 여기서 헬로스펙틴(helospectin, 후에 exendin-1으로 명명), 헬로더민(helodermin, 후에 exendin-2으로 명명), 엑센딘-3(exendin-3)라는 3종의 생리활성 펩티드를 발견했다. 추가로 그는 이 방법을 사용해 아메리카 독도마뱀(학명 Heloderma suspectum, 그림 4)의 독액에서 엑센딘-4를 정제했다.

최초로 발견한 3개의 펩티드는 어느 것이나 VIP수용체와 반응해 혈관을 수축시

컸다. 그러나 엑센딘-4만은 양상이 달랐
다. 엑센딘-4는 그것을 구성하는 39개의
아미노산 중 엑센딘-3과의 차이는 겨우
2개뿐이었는데도 VIP수용체와는 결합
하지 않는다. 또한 엑센딘-4는 GLP-1 수
용체의 강력한 아고니스트인 것이 판명
되었다. 이 펩티드는 DPP IV에 의해 분
해되지 않아 반감기도 길었다(그림 3).

이 발견을 바탕으로 유전자 공학적으
로 합성한 엑센딘-4(엑세나티드, exena-
tide)가 당뇨병 치료약으로서 개발되었
다. 리라글루티드나 엑세나티드는 GLP-
1 아날로그 또는 인크레틴 미메틱스라 불
린다(analog '유사한' ,mimetic '모방한'
에서 유래함).

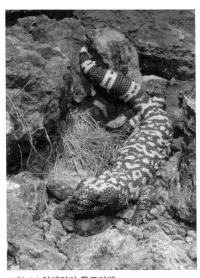

그림 4 | **아메리카 독도마뱀**
길이 50cm나 되는 대형 독도마뱀. 독액중에 ex-
endin-4를 함유하고 있다.(사진제공: 도쿄 동식물
원협회)

한편 GLP-1의 분해효소인 DPP IV를 억제하는 물질의 개발도 추진되었다. 인크
레틴 미메틱스는 펩티드이므로 인슐린과 마찬가지로 주사가 필요하다. 이에 반
해 DPP IV 억제제는 경구복용할 수 있다는 장점이 있다. DPP IV 억제제는 GLP-1
의 분해를 막음으로써 효과를 증폭시키므로 인크레틴 인헨서(enhancer, 증폭시키
는 것)라 불린다. GLP-1 아날로그나 DPP IV 억제제는 벌써 몇 종류나 제품으로 시
판되었다.

### 인크레틴 관련약이 기대되는 이유

같은 췌장 B세포에 작용하는 약이라도 인크레틴 관련 약은 앞서 나온 술포닐요
소제와는 인슐린 분비를 늘리는 방법이 다르다. 술포닐요소제가 단독으로 인슐린
분비를 자극하는 데 비해 인크레틴 관련약 단독으로는 인슐린 분비는 증가하지 않
으며, 포도당 등의 췌장 B세포를 자극하는 물질이 공존하지 않으면 인슐린 분비는
일어나지 않는다. 그래서 혈당이 낮은 경우에는 인슐린 분비를 자극하는 작용이 없

어 술포닐요소제에 비해 저혈당을 잘 일으키지 않는다는 이점이 있다. 당초는 인슐린 분비 증폭과 글루카곤 분비 억제작용이 주라고 생각되던 혈당강하작용의 기전에 대해서도 소화관 운동억제, 중추신경에서의 식욕억제 등이 밝혀졌고 나아가 췌장 B세포의 분화와 증식을 촉진해 세포사(apoptosis)를 방지하는 작용(췌장 B세포 보호)도 보고되고 있다.

그렇다고 해도 '왜 ~ 치료약을?' 이라고 의아하게 생각하는 사람도 있겠지만 파충류가 지닌 독과 약리학 연구 사이에는 오랜 역사가 있다. 예를 들어, 니코틴양 아세틸콜린수용체의 정제에는 코브라독이나 붕가로톡신 등의 뱀독이 크게 공헌했다. 또 혈압약으로 널리 쓰이는 안지오텐신전환효소억제제(angiotensin-converting enzyme inhibitor) 발견의 계기가 된 것은 브라질의 뱀독에 포함된 이 효소의 억제 펩티드에 대한 연구였다. 엥의 펩티드 탐색은 반드시 기발한 아이디어라고는 할 수 없을 지도 모른다. 또 하나의 의문은 사람에게 주사하면 호르몬(내분비)의 역할을 하는 엑센딘-4가 도마뱀의 독액(외분비)에 들어있다는 점인데 여기에 대해서는 저자도 신기할 따름이다.

참고문헌

- Drucker D.J.: Biologic actions and therapeutic potential of the proglucagon-derived peptides, Nat. Clin. Pract. Endocrinol. Metab., 1, 22-31 (2005)
- Deacon C.F. & Holst J.J.: Dipeptidyl peptidase IV inhibitors: a promising new therapeutic approach for the management of type 2 diabetes, Int. J. Biochem. Cell Biol., 38, 831-844 (2006)
- Mendosa D.: The Monster Drug. http://www.mendosa.com/monster.htm
- Eng J., et al.: Isolation and characterization of exendin-4, an exendin-3 analogue, from Heloderma suspectum venom. Further evidence for an exendin receptor on dispersed acini from guinea pig pancreas., J. Biol. Chem., 267, 7402-7405 (1992)

위의 Mendosa의 홈페이지에 의하면 엥이 엑센딘-4에서 당뇨병 치료제의 가능성을 발견했을 때, 그가 소속되어 있던 재향군인의학센터(Veterans Affairs Medical Center)는 특허출원을 해주지 않았다고 한다. 해당 센터에서 특허를 출원하기 위해서는 재향군인을 위한 특허가 아니면 안 된다는 것이 이유였다고 한다.

# 저자후기

이 책은 내 약리학 강의의 시작부분을 모은 것이다.

대학에서 약리학을 가르친 지도 15년이 넘었다. 무언가를 가르칠 때 가장 좋은 방법은 '알아낸 순서대로 가르치는 것'이라고 생각한다. 하지만 일상진료에서 빈번히 사용되는 약조차도 그 탄생과정이나 작용기전이 밝혀진 경위를 추적하고자 하면 이것이 대단히 어렵다. 교과서를 펼치면 수많은 약 이름과 상세한 분자기전이 휘몰아 닥친다. 물론 이런 교과서도 중요할 것이다. 하지만 발견된 과정이나 감동이 없는 약품명과 분자명이 나열된 교과서나 강의를 대부분의 의학계열 학생들은 별 수 없이 받아들이고 있는 것은 아닐지. 몇 번인가 교단에 오르며 나는 이런 생각을 하지 않을 수 없었다. 전임지였던 나고야에서 만났던 많은 학생들의 반응이 없었더라면 이 책은 분명 태어나지 못했을 것이다.

그래서 약의 탄생을 추적해 1권의 책으로 만들기로 했다. 처음에는 의학생들에게 이야기를 거는 듯한 문체로 쓰기 시작했다. 본문 중간 중간에 조직이나 검사 사진이 나오는 것도 그 때문이다. 그렇지만 학생용으로 쓴 초고를 읽어보신 의사분들, 약관련 연구자분들, 제약연구의 초심자들로부터도 긍정적인 반응을 얻을 수 있어서 대단히 지지가 되었다.

본서에는 이하의 여러분들께서 호의로 제공해주신 사진이 사용되었다.

橫井豊治 선생님(아이치 의과대학), 東家一雄 선생님(간사이 의료대학), 中村哲也 선생님(독쿄 의과대학), 松井義親 선생님(아이치현 이치노미야 시민병원), 余語鎭治 선생님(아이치현 후생연족조병원), 酒井英二 선생님(기후약과대학), 나이토 기념 약 박물관(순서무관)

또한 본서의 원고는 이하의 어드바이저분들께 정독을 부탁드려 여러 가지 힌트와 충고를 받았다. 어드바이저는 선배·동료에서 후배·제자들에 이르기까지 다양한 분들이 계셔서 존칭을 생략하고 순서 없이 소개한다.

相澤 撤, 堀尾文彦, 井尾房代, 金子雪子, 塚本 桂, 恒川 新, 路 昭暉, 丸野陵子, 高橋幸治, 小野里晴香, 相馬 翠, 安部美幸, 瀬田尙子

어드바이저 가운데 일부는 학생으로, 학생의 입장에서 감상을 들려주었다. 각 챕터 도입부의 일러스트를 그려준 佐藤寬子씨도 예전에 가르쳤던 학생이다. 원고 정리와 삽화는 平野 みちる 씨와 松永麻由実씨께 부탁드렸다. 여러 이유로 본서 간행은 최종단계에서 난항을 겪었지만, Medical Science International사의 여러분께서 도와주신 덕에 이 책이 태어날 수 있었다. 성함을 언급한 모든 분들께 감사를 전하고 싶다.

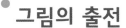

# 그림의 출전

본서에 게재한 도판(圖版)에 관해서 저작권자의 허락을 얻기 위해 최선을 다하였습니다. 하지만 연락을 받지 못하신 저작권자분이 계시다면 본사로 연락을 주시길 부탁드립니다.

2장
그림 4 Harvard Medical Library in the Francis A. Countway Library of Medicine의 허가를 얻어 전재(轉載)
그림 5 Library and Archives Canada

3장
그림 1 Alexander Fleming: British Journal of Experimental Pathology, 10, 226–36. Copyright © 1929. Blackwell Science Ltd.
그림 4 중앙 The John Curtin School of Medical Research, ANU의 호의로 전재(轉載)
그림 4 오른쪽 Keystone Press Agency, Ltd. All rights reserved.

4장
그림 1 Lasker Foundation의 호의로 전재.
그림 3 Harvard Medical Library in the Francis A. Countway Library of Medicine의 허가를 얻어 전재.

6장
그림 5 왼쪽 Mayo Foundation for Medical Education and Research의 호의로 전재(轉載). All rights reserved.
그림 5 중앙 Lasker Foundation의 호의로 전재.

8장

그림 3 오른쪽 Lasker Foundation의 호의로 전재.

9장

그림 5 Lasker Foundation의 호의로 전재.

10장

그림 Kudo T.: Warfarin antagonism of natto and increase in serum vitamin K by intake of natto, Artery, 17, 189-201(1990 )에서 전재

11장

그림 3 Bossong F.: Erinnerung an Roland Kuhn (1912 – 005) und 50 Jahre Imipramin, Der Nervenarzt, 79, 1080-1086(2008 ). Springer Science and Business Media의 허가를 얻어 전재.

12장

그림 1 Pictures Collection, State Library of Victoria의 허가를 얻어 전재.

13장

그림 4 위 Zubrovich J.A., SUNY Downstate Medical Center의 호의에 의함.

14장

그림 2 Lasker Foundation의 호의에 의함.
그림 3 Stewart A. Factor, William J. Weiner: Parkinson's Disease — Diagnosis and clinical Management, 2nd ed., p.21-33, Fig. 3-2(2007). Copyright Clearance Center를 통하여 Demos Medical Publishing의 허가를 얻어 전재.

15장

그림 2 Universitätsklinikum Heidelberg

16장

그림 1 왼쪽 Urological Sciences Research Foundation
그림 1 오른쪽 National Academy of Sciences. All rights reserved.

17장

그림 1 McBride W.G.: Thalidomide
and congenital abnormalities, Lancet, 278, 1358(1961). Elsevier의 허가를 얻어 전재.

18장

그림 1 Donald A. Levin, University of Texas

20장

그림 3 왼쪽 ⓒ Christian Brandstätter Verlag, Vienna
그림 3 오른쪽 Wellcome Library, London의 호의로 전재.

21장

그림 2 오른쪽 佐久間靖子씨의 호의에 의함.

22장

그림 4 Sturgess N.C., et al.: The sulphonylurea receptor may be an ATP-sensitive po-
tassium channel, Lancet, 326, 474–475(1985). Elsevier의 허가를 얻어 전재.

# 용어색인

## 인명색인

# 저자 소개

### 니키 이치로 (仁木一郎)

1958년 아이치현 이와쿠라시 출생. 의학박사

나고야대학 의학부 및 동 대학원 졸(卒), 영국 옥스퍼드대학에 유학.

쵸쥬과학진흥재단(長寿科学振興財団) 리서치 레지던트, 나고야대학 의학부 조교수를 거쳐, 오이타대학(大分大学) 의학부 약리학과 교수.

연구영역은 약리학 및 당뇨병학, 특히 인슐린을 분비하는 췌장 B세포를 전문으로 하고 있다.

취미는 악기 연주 및 시장 산책.

저서로 세계의 시장을 촬영한 포토에세이 『市場の風景(시장의 풍경)』(風人社)이 있다.